U0334875

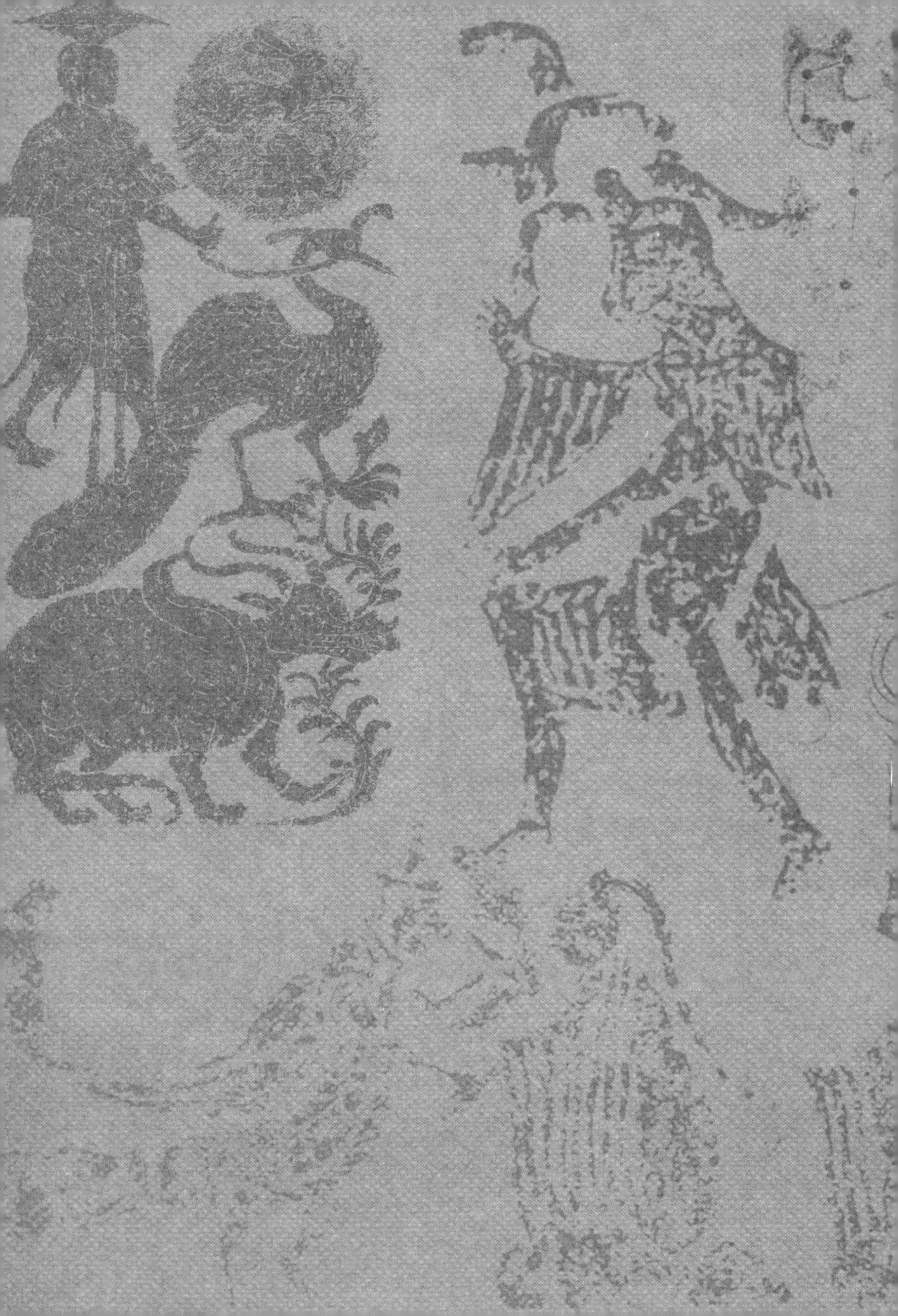

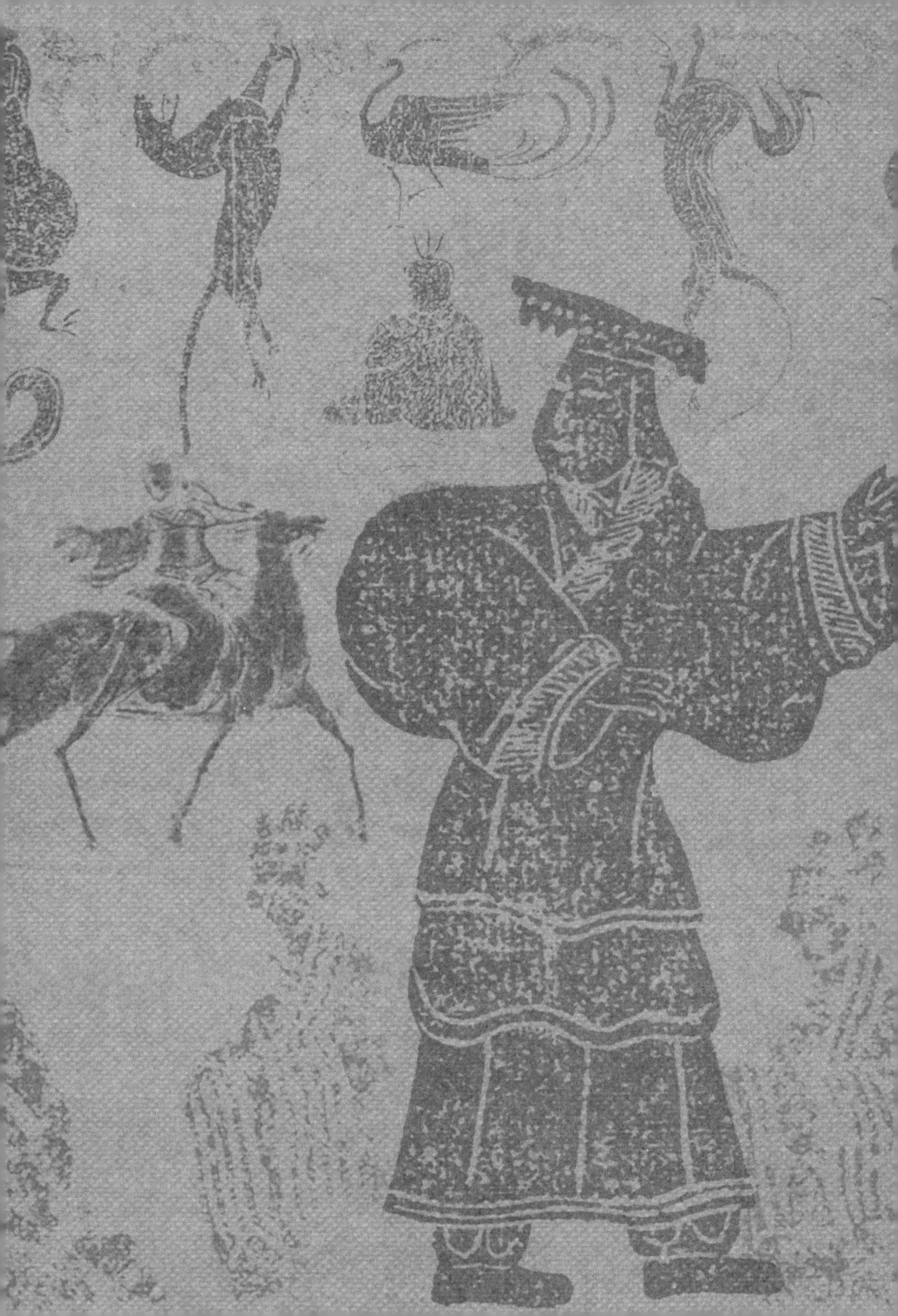

中国古医籍整理丛书

秘珍济阴

清·周诒观　撰

王　苹　校注

中国中医药出版社

·北　京·

图书在版编目（CIP）数据

秘珍济阴/（清）周诒观撰；王苹校注 .—北京：中国中医药出版社，2015.12

（中国古医籍整理丛书）

ISBN 978-7-5132-2189-4

Ⅰ.①秘… Ⅱ.①周… ②王… Ⅲ.①中医妇科学-中国-清代 Ⅳ.①R271.1

中国版本图书馆 CIP 数据核字（2014）第 279586 号

中 国 中 医 药 出 版 社 出 版
北京市朝阳区北三环东路 28 号易亨大厦 16 层
邮政编码 100013
传真 010 64405750
三河市鑫金马印装有限公司印刷
各地新华书店经销

*

开本 710×1000 1/16 印张 11.25 字数 71 千字
2015 年 12 月第 1 版 2015 年 12 月第 1 次印刷
书 号 ISBN 978-7-5132-2189-4

*

定价 35.00 元
网址 www.cptcm.com

如有印装质量问题请与本社出版部调换

社长热线 010 64405720
购书热线 010 64065415 010 64065413
微信服务号 zgzyycbs
书店网址 csln.net/qksd/
官方微博 http://e.weibo.com/cptcm
淘宝天猫网址 http://zgzyycbs.tmall.com

国家中医药管理局
中医药古籍保护与利用能力建设项目
组织工作委员会

主 任 委 员 王国强

副 主 任 委 员 王志勇 李大宁

执行主任委员 曹洪欣 苏钢强 王国辰 欧阳兵

执行副主任委员 李 昱 武 东 李秀明 张成博

委 员

各省市项目组分管领导和主要专家

（山东省）武继彪 欧阳兵 张成博 贾青顺

（江苏省）吴勉华 周仲瑛 段金廒 胡 烈

（上海市）张怀琼 季 光 严世芸 段逸山

（福建省）阮诗玮 陈立典 李灿东 纪立金

（浙江省）徐伟伟 范永升 柴可群 盛增秀

（陕西省）黄立勋 呼 燕 魏少阳 苏荣彪

（河南省）夏祖昌 刘文第 韩新峰 许敬生

（辽宁省）杨关林 康廷国 石 岩 李德新

（四川省）杨殿兴 梁繁荣 余曙光 张 毅

各项目组负责人

王振国（山东省） 王旭东（江苏省） 张如青（上海市）

李灿东（福建省） 陈勇毅（浙江省） 焦振廉（陕西省）

蔡永敏（河南省） 鞠宝兆（辽宁省） 和中浚（四川省）

项目专家组

顾　问　马继兴　张灿玾　李经纬

组　长　余瀛鳌

成　员　李致忠　钱超尘　段逸山　严世芸　鲁兆麟
郑金生　林端宜　欧阳兵　高文柱　柳长华
王振国　王旭东　崔　蒙　严季澜　黄龙祥
陈勇毅　张志清

项目办公室（组织工作委员会办公室）

主　任　王振国　王思成

副主任　王振宇　刘群峰　陈榕虎　杨振宁　朱毓梅
刘更生　华中健

成　员　陈丽娜　邱　岳　王　庆　王　鹏　王春燕
郭瑞华　宋咏梅　周　扬　范　磊　张永泰
罗海鹰　王　爽　王　捷　贺晓路　熊智波

秘　书　张丰聪

前言

中医药古籍是传承中华优秀文化的重要载体，也是中医学传承数千年的知识宝库，凝聚着中华民族特有的精神价值、思维方法、生命理论和医疗经验，不仅对于传承中医学术具有重要的历史价值，更是现代中医药科技创新和学术进步的源头和根基。保护和利用好中医药古籍，是弘扬中国优秀传统文化、传承中医学术的必由之路，事关中医药事业发展全局。

1949 年以来，在政府的大力支持和推动下，开展了系统的中医药古籍整理研究。1958 年，国务院科学规划委员会古籍整理出版规划小组在北京成立，负责指导全国的古籍整理出版工作。1982 年，国务院古籍整理出版规划小组召开全国古籍整理出版规划会议，制定了《古籍整理出版规划（1982—1990）》，卫生部先后下达了两批 200 余种中医古籍整理任务，掀起了中医古籍整理研究的新高潮，对中医文化与学术的弘扬、传承和发展，发挥了极其重要的作用，产生了不可估量的深远影响。

2007 年《国务院办公厅关于进一步加强古籍保护工作的意见》明确提出进一步加强古籍整理、出版和研究利用，以及

"保护为主、抢救第一、合理利用、加强管理"的方针。2009年《国务院关于扶持和促进中医药事业发展的若干意见》指出，要"开展中医药古籍普查登记，建立综合信息数据库和珍贵古籍名录，加强整理、出版、研究和利用"。《中医药创新发展规划纲要（2006—2020）》强调继承与创新并重，推动中医药传承与创新发展。

2003～2010年，国家财政多次立项支持中国中医科学院开展针对性中医药古籍抢救保护工作，在中国中医科学院图书馆设立全国唯一的行业古籍保护中心，影印抢救濒危珍本、孤本中医古籍1640余种；整理发布《中国中医古籍总目》；遴选351种孤本收入《中医古籍孤本大全》影印出版；开展了海外中医古籍目录调研和孤本回归工作，收集了11个国家和2个地区137个图书馆的240余种书目，基本摸清流失海外的中医古籍现状，确定国内失传的中医药古籍共有220种，复制出版海外所藏中医药古籍133种。2010年，国家财政部、国家中医药管理局设立"中医药古籍保护与利用能力建设项目"，资助整理400余种中医药古籍，并着眼于加强中医药古籍保护和研究机构建设，培养中医古籍整理研究的后备人才，全面提高中医药古籍保护与利用能力。

在此，国家中医药管理局成立了中医药古籍保护和利用专家组和项目办公室，专家组负责项目指导、咨询、质量把关，项目办公室负责实施过程的统筹协调。专家组成员对古籍整理研究具有丰富的经验，有的专家从事古籍整理研究长达70余年，深知中医药古籍整理研究的重要性、艰巨性与复杂性，履行职责认真务实。专家组从书目确定、版本选择、点校、注释等各方面，为项目实施提供了强有力的专业指导。老一辈专家的学术水平和智慧，是项目成功的重要保证。项目承担单位山东中医药大学、南京中医药大学、上海中医药大学、福建中医药大学、浙江省中医药研究院、陕西省中医药研究院、河南省中医药研究院、辽宁中医药大学、成都中医药大学及所在省市中医药管理部门精心组织，充分发挥区域间互补协作的优势，并得到承担项目出版工作的中国中医药出版社大力配合，全面推进中医药古籍保护与利用网络体系的构建和人才队伍建设，使一批有志于中医学术传承与古籍整理工作的人才凝聚在一起，研究队伍日益壮大，研究水平不断提高。

本着“抢救、保护、发掘、利用”的理念，该项目重点选择近60年未曾出版的重要古医籍，综合考虑所选古籍的保护价值、学术价值和实用价值。400余种中医药古籍涵盖了医经、基础理论、诊法、伤寒金匮、温病、本草、方书、内科、外科、女科、儿科、伤科、眼科、咽喉口齿、针灸推拿、养生、医案医话医论、医史、临证综合等门类，跨越唐、宋、金元、明以迄清末。全部古籍均按照项目办公室组织完成的行业标准《中医古籍整理规范》及《中医药古籍整理细则》进行整理校注，绝大多数中医药古籍是第一次校注出版，一批孤本、稿本、抄本更是首次整理面世。对一些重要学术问题的研究成果，则集中收录于各书的“校注说明”或“校注后记”中。

“既出书又出人”是本项目追求的目标。近年来，中医药古籍整理工作形势严峻，老一辈逐渐退出，新一代普遍存在整理研究古籍的经验不足、专业思想不坚定等问题，使中医古籍整理面临人才流失严重、青黄不接的局面。通过本项目实施，搭建平台，完善机制，培养队伍，提升能力，经过近5年的建设，锻炼了一批优秀人才，老中青三代齐聚一堂，有效地稳定了研究队伍，为中医药古籍整理工作的开展和中医文化与学术的传承提供必备的知识和人才储备。

本项目的实施与《中国古医籍整理丛书》的出版，对于加强中医药古籍文献研究队伍建设、建立古籍研究平台，提高古籍整理水平均具有积极的推动作用，对弘扬我国优秀传统文化，推进中医药继承创新，进一步发挥中医药服务民众的养生保健与防病治病作用将产生深远影响。

第九届、第十届全国人大常委会副委员长许嘉璐先生，国家卫生计生委副主任、国家中医药管理局局长、中华中医药学会会长王国强先生，我国著名医史文献专家、中国中医科学院马继兴先生在百忙之中为丛书作序，我们深表敬意和感谢。

由于参与校注整理工作的人员较多，水平不一，诸多方面尚未臻完善，希望专家、读者不吝赐教。

国家中医药管理局中医药古籍保护与利用能力建设项目办公室

二〇一四年十二月

许序

“中医”之名立，迄今不逾百年，所以冠以“中”字者，以别于“洋”与“西”也。慎思之，明辨之，斯名之出，无奈耳，或亦时人不甘泯没而特标其犹在之举也。

前此，祖传医术（今世方称为“学”）绵延数千载，救民无数；华夏屡遭时疫，皆仰之以度困厄。中华民族之未如印第安遭染殖民者所携疾病而族灭者，中医之功也。

医兴则国兴，国强则医强。百年运衰，岂但国土肢解，五千年文明亦不得全，非遭泯灭，即蒙冤扭曲。西方医学以其捷便速效，始则为传教之利器，继则以“科学”之冕畅行于中华。中医虽为内外所夹击，斥之为蒙昧，为伪医，然四亿同胞衣食不保，得获西医之益者甚寡，中医犹为人民之所赖。虽然，中国医学日益陵替，乃不可免，势使之然也。呜呼！覆巢之下安有完卵？

嗣后，国家新生，中医旋即得以重振，与西医并举，探寻结合之路。今也，中华诸多文化，自民俗、礼仪、工艺、戏曲、历史、文学，以至伦理、信仰，皆渐复起，中国医学之兴乃属必然。

迄今中医犹为国家医疗系统之辅，城市尤甚。何哉？盖一则西医赖声、光、电技术而于20世纪发展极速，中医则难见其进。二则国人惊羡西医之“立竿见影”，遂以为其事事胜于中医。然西医已自觉将入绝境：其若干医法正负效应相若，甚或负远逾于正；研究医理者，渐知人乃一整体，心、身非如中世纪所认定为二对立物，且人体亦非宇宙之中心，仅为其一小单位，与宇宙万象万物息息相关。认识至此，其已向中国医学之理念“靠拢”矣，虽彼未必知中国医学何如也。唯其不知中国医理何如，纯由其实践而有所悟，益以证中国之认识人体不为伪，亦不为玄虚。然国人知此趋向者，几人？

国医欲再现宋明清高峰，成国中主流医学，则一须继承，一须创新。继承则必深研原典，激清汰浊，复吸纳西医及我藏、蒙、维、回、苗、彝诸民族医术之精华；创新之道，在于今之科技，既用其器，亦参照其道，反思己之医理，审问之，笃行之，深化之，普及之，于普及中认知人体及环境古今之异，以建成当代国医理论。欲达于斯境，或需百年欤？予恐西医既已醒悟，若加力吸收中医精粹，促中医西医深度结合，形成21世纪之新医学，届时“制高点”将在何方？国人于此转折之机，能不忧虑而奋力乎？

予所谓深研之原典，非指一二习见之书、千古权威之作；就医界整体言之，所传所承自应为医籍之全部。盖后世名医所著，乃其秉诸前人所述，总结终生行医用药经验所得，自当已成今世、后世之要籍。

盛世修典，信然。盖典籍得修，方可言传言承。虽前此50余载已启医籍整理、出版之役，惜旋即中辍。阅20载再兴整理、出版之潮，世所罕见之要籍千余部陆续问世，洋洋大观。

今复有“中医药古籍保护与利用能力建设”之工程，集九省市专家，历经五载，董理出版自唐迄清医籍，都400余种，凡中医之基础医理、伤寒、温病及各科诊治、医案医话、推拿本草，俱涵盖之。

噫！璐既知此，能不胜其悦乎？汇集刻印医籍，自古有之，然孰与今世之盛且精也！自今而后，中国医家及患者，得览斯典，当于前人益敬而畏之矣。中华民族之屡经灾难而益蕃，乃至未来之永续，端赖之也，自今以往岂可不后出转精乎？典籍既蜂出矣，余则有望于来者。

谨序。

第九届、十届全国人大常委会副委员长

許嘉璐

二〇一四年冬

王序

中医学是中华民族在长期生产生活实践中，在与疾病作斗争中逐步形成并不断丰富发展的医学科学，是中国古代科学的瑰宝，为中华民族的繁衍昌盛作出了巨大贡献，对世界文明进步产生了积极影响。时至今日，中医学作为我国医学的特色和重要医药卫生资源，与西医学相互补充、相互促进、协调发展，共同担负着维护和促进人民健康的任务，已成为我国医药卫生事业的重要特征和显著优势。

中医药古籍在存世的中华古籍中占有相当重要的比重，不仅是中医学术传承数千年最为重要的知识载体，也是中医为中华民族繁衍昌盛发挥重要作用的历史见证。中医药典籍不仅承载着中医的学术经验，而且蕴含着中华民族优秀的思想文化，凝聚着中华民族的聪明智慧，是祖先留给我们的宝贵物质财富和精神财富。加强对中医药古籍的保护与利用，既是中医学发展的需要，也是传承中华文化的迫切要求，更是历史赋予我们的责任。

2010 年，国家中医药管理局启动了中医药古籍保护与利用能力建设项目。这既是传承中医药的重要工程，也是弘扬优秀民族文化的重要举措，不仅能够全面推进中医药的有效继承和创新发展，为维护人民健康做出贡献，也能够彰显中华民族的璀璨文化，为实现中华民族伟大复兴的中国梦作出贡献。

相信这项工作一定能造福当今，嘉惠后世，福泽绵长。

国家卫生与计划生育委员会副主任

国家中医药管理局局长

中华中医药学会会长

王国强

二〇一四年十二月

马 序

新中国成立以来，党和国家高度重视中医药事业发展，重视古籍的保护、整理和研究工作。自1958年始，国务院先后成立了三届古籍整理出版规划小组，分别由齐燕铭、李一氓、匡亚明担任组长，主持制订了《整理和出版古籍十年规划（1962—1972）》《古籍整理出版规划（1982—1990）》《中国古籍整理出版十年规划和“八五”计划（1991—2000）》等，而第三次规划中医药古籍整理即纳入其中。1982年9月，卫生部下发《1982—1990年中医古籍整理出版规划》，1983年1月，中医古籍整理出版办公室正式成立，保证了中医古籍整理出版规划的实施。2002年2月，《国家古籍整理出版“十五”（2001—2005）重点规划》经新闻出版署和全国古籍整理出版规划领导小组批准，颁布实施。其后，又陆续制定了国家古籍整理出版“十一五”和“十二五”重点规划。国家财政多次立项支持中国中医科学院开展针对性中医药古籍抢救保护工作，文化部在中国中医科学院图书馆专门设立全国唯一的行业古籍保护中心，国家先后投入中医药古籍保护专项经费超过3000万元，影印抢救濒危珍、善、孤本中医古籍1640余种，开展了海外中医古籍目录调研和孤本回归工作。2010年，国家财政部、国家中医药管理局安排国家公共卫生专项资金，设立了“中医药古籍保护与利用能力建设项目”，这是继1982～1986年第一批、第二批重要中医药古籍整理之后的又一次大规模古籍整理工程，重点整理新中国成立后未曾出版的重要古籍，目标是形成并普及规范的通行本、传世本。

为保证项目的顺利实施，项目组特别成立了专家组，承担咨询和技术指导，以及古籍出版之前的审定工作。专家组中的许多成员虽逾古稀之年，但老骥伏枥，孜孜不倦，不仅对项目进行宏观指导和质量把关，更重要的是通过古籍整理，以老带新，言传身教，培养一批中医药古籍整理研究的后备人才，促进了中医药古籍保护和研究机构建设，全面提升了我国中医药古籍保护与利用能力。

作为项目组顾问之一，我深感中医药古籍保护、抢救与整理工作的重要性和紧迫性，也深知传承中医药古籍整理经验任重而道远。令人欣慰的是，在项目实施过程中，我看到了老中青三代的紧密衔接，看到了大家的坚持和努力，看到了年轻一代的成长。相信中医药古籍整理工作的将来会越来越好，中医药学的发展会越来越好。

欣喜之余，以是为序。

中国中医科学院研究员

马继兴

二〇一四年十二月

校注说明

《秘珍济阴》三卷，清代周诒观撰，初刊于道光十年（1830）。该书博采众家，分门别类，汰繁存要，辨证清晰，论治准确。所载方药，多经历验，切合临床。后人赞叹其书“能令阅者一目了然，询医家之圭臬，证治之准绳也”。

《秘珍济阴》现仅存三种版本，即清道光十年庚寅（1830）两西堂初刻本（简称“两西堂本”）、来阳云霓善书通刊所石印本（简称“来阳石印本”）及抄本。两西堂本为初刻本，刊刻清晰，错误较少，版本保存完好。来阳石印本虽无具体刊刻时间，但依据两酉堂刻本为《秘珍济阴》初刻本及石印品在我国出现的最早时间推算，其刊刻时间应该晚于两西堂本。《秘珍济阴》抄本，抄录时间不详，但经整理者与两西堂本对比考证，可以确认此抄本乃以两西堂本为底本抄录而成，具有重要参考意义。故本次校注以两西堂本为底本，来阳石印本为主校本，《秘珍济阴》抄本为参校本，进行点校整理。

关于本次校注整理的几点说明：

1. 本次整理采用横排形式，对原文重新加以句读。

2. 底本中“右”“左”表示前后文者，统一改为“上”“下”。

3. 底本中繁体字、异体字、俗写字径改为简体字，古字以今字律齐，一般笔画之误及明显的错别字予以径改，均不出校记。通假字保留原字，于首见处出校说明。对难字、生僻字词加以注释。

4. 底本中药名字形不规范者，除药物异名外，均以现通行药名规范字律齐，不一一出校。

5. 底本药物煎服法中“兑”与“对”互见，此次整理以“兑”律齐。

6. 底本与校本不一致，而文义均通者，不出校，悉从底本；底本字词无误而校本义胜或有参考意义者，酌情出校；难予肯定何者为是者，原文不动，出校说明；属底本讹误者，予以校勘，出注说明。

7. 底本中文字有疑义，无校本可据，是非难定者，出校存疑。

8. 底本段落中小字夹注者，用另体小字。凡独立成段方药中药名后的炮制、用量等，用另体小字。“湘”“湘门”多用小字，为作者自谦，本次整理统一从之。底本同类内容而大小字处理不一致者，依较多出现的文例律齐。

9. 底本陶鸿响序无标题，补“陶序”为题；周诒观序无标题，补“自序”为题。

10. 底本卷题作“秘珍济阴卷之某”，并有“上”“中”“下”之分，今仅保留“卷之某”。

11. 底本各卷卷题下有“湘潭湘门周诒观孚若氏辑编”“受业（门人）莲峰周辉命耀楚氏介眉刘祖寿惟春氏（同）校订”等字样，今一并删之。

12. 底本目录分列于每卷之前，与正文标题多有不符。此次整理，依据目录与正文互参的原则，按正文内容，予以重新编排调整正文标题及目录，目录统一提至正文之前，不再一一出校。

13. 诸本卷之二“治产后十一症加减千金不易仙方”“预防婴儿马牙扰口脐风脐气夜啼等症方”“妊娠痢”等内容虽与该卷的整体内容不甚相符，为保持底本结构原貌，不作调整。

陶　序

昔范文正公曰：不为良相，当为良医。盖良相活国，良医活人，济人一也。余老友湘门周先生，少攻举子业，屡试不售。既而改业岐黄，亲受于纶、树蕙两翁秘旨，日夜博览，参稽以历代之载籍，两师所指授，其有济于人，如《周礼·医师》所谓十全者，盖已多历年所矣。一日自顾，老景颓唐，喟然叹曰：予虽心乎济人，何能济时者、济后世乎？夫内外诸科，皆非临症审脉、功深折肱莫能探其奥窔①，而其旁见侧出，杂症百端者尤著。若妇人一科，爰以平日古方参已历试有验者，汇辑上中下三卷，作为歌诀，便人记诵，颜曰《秘珍济阴》，镌诸梨枣②。夫曰"济阴"者，谓有济妇人也。于戏！阴阳一气，是即太极，浑括乾坤，其所济者无穷，夫岂独在闺帏也哉？辱顾小孙秀美誊真③附④梓，因赘数语，弁其首云。

道光十年初夏研牙莲浦陶鸿响谨撰

---

① 奥窔（yào 要）：窔，幽深，隐暗处。奥窔，比喻深奥精微之处。

② 梨枣：书版的代称，因旧时刻版印书多用梨木或枣木。

③ 誊真：谓用楷书誊写。

④ 附：通"付"。《周礼·秋官·小司寇》："附于刑，用情讯之。"郑玄注："附，犹著也。故书附作付。"

叙

自古著方书垂宪后世者，皆以济人利物，仁人之心，亦天地好生之心也。然非默契乎阴阳造化之妙，洞悉乎天人性命之旨，博极群书，神而明之，无以折衷而得其指归①焉。吾友周君湘门，少习举业，相与奔逐场屋②者，历有年所。既而得名师传授，精长桑之术，风行邑里，所在苏危困、起沉疴者，百不失一，名噪遐迩，数十年于兹矣。近辑《秘珍济阴》一书，专为妇人而设，分门别类，辨析详明，能令阅者一目了然，询医③家之圭臬，证治之准绳也。昔唐孙真人著《千金方》三十卷，首列妇科诸症，至详且尽，今湘门此集较之尤为曲畅，诚以妇女多抑郁幽思，病常变态百出，诊治之艰较男子有甚焉者，故曾治疗之法无不精通，而于此独惓惓致意也。余忝旧好，喜湘门仁爱中存，能体天地之心以为心也，故乐为之序云。

道光上章摄提格④皋月⑤上澣之吉⑥姻愚弟西园张启翰

顿首拜书时年七十有五

---

① 归：原作“挥”，据来阳石印本及抄本改。

② 场屋：指科举考试的场所。

③ 医：原作“繄”，据来阳石印本及抄本改。

④ 上章摄提格：出自古代干支纪年对十干和十二支记载。“上章”对应“庚”，“摄提格”对应“寅”，二者相合即“庚寅”。

⑤ 皋月：五月的别称。

⑥ 上澣之吉：“上澣”，泛指农历每月上旬；“吉”，农历每月初一。上澣之吉，即上旬初一。

自　序

余少习举子业，未遂青云之志，乃弃儒就医，亲聆族高祖于纶、岳太邑庠[①]陈树蕙二公清训，俱云斯道不易，而妇科尤不易。自调经种子，胎前产后，以暨一切杂症，若非平时考究，临期未免有误。于是采集群书，汰繁存要，分门别类，剖说详明，其中方法为余所经验者，括歌一二成句，便记诵也。缘以单复捷方与《达生编》合订成册，名曰《秘珍济阴》。余年已近耋，不为刊订，后必遗亡，因而质诸高明，朋辈中见而爱之，捐资付剞劂[②]。余维医经医法不下数十百家，仅执管见采选，何敢问世？第以阅学经验汇辑成帙，或者临症一览，不无小补，至于正讹补缺，是所望于后之君子焉。

道光十年岁次庚寅麦秋[③]朔六湘门周诒观时年七十有八

---

① 邑庠（xiáng 详）：明清时称县学为邑庠。

② 剞劂（jījué 机绝）：雕版，刻书。

③ 麦秋：指初夏，因初夏为麦子成熟的季节而得名。

目 录

卷之二

卷之三

卷之一

调经门

济阴通微赋

阴阳异质，男女殊科，特立专门之诊治，以救在室之沉疴。因其血之亏也，故调之必使流通；因其血之盈也，故抑之不使旷达。体本娇柔，性最偏跛①。肥白者多痰，瘦黑者多火，胃太过者气结，营不足者血涸。专宠爱者，治宜异乎孤冷；饫膏粱者，疗莫同于藜藿。月事时下兮，如朝夕之应期；血海常满兮，似江汉之流波。若谓无病可以勿药。或不及期而先来兮，气有余而血易亏；或过期而后来兮，气不足而血本弱。月色淡白兮，由血室之水虚；经水紫黑兮，被胞户之火灼。经未行而腹痛兮，气滞血涩宜调经；已行而腹痛兮，和气养血勿错。或一月再行兮，邪火迫而气血不藏；或数月一行兮，元气亏而生化不多。是皆损真之病，贵在调理之和。满而不泄兮，为经闭、为血枯、为癥瘕；泄而不满兮，为崩中、为带下、为漏浊。常满者，恶其放流；常泄者，虑其气脱。脉惟喜乎芤涩，诊切忌乎洪数。或隐忍而病盛兮，愚妇自速其亡；妄攻补而增剧兮，庸医反助其虐。

妊娠诊验

震风之喜有征肝脉旺，妊娠之脉必确，尺数关滑而寸盛，阳

---

① 偏跛：引申为偏虚。典出《素问·脉解》："病偏虚为跛者，正月阳气冻解，地气而出也。所谓偏虚者，冬寒颇有不足者，故偏虚为跛也。"

搏阴别①而雀啄②。精神虽倦，桃腮更妍，饮食恶阻，天癸不落。无妨恶阻之害，所慎漏胎之浊。热常要清，脾不可弱。热若盛而胎动不安，脾若虚而胎危易堕。惟以安胎为本，其余杂症为末。斯先哲之格言，宜当病以授药。

胎元杂症

子悬急痛而勿疑，子痫卒倒而可愕，子满胎肥而气壅，子疟脾虚而气弱，子咳子嗽而胎伤，子鸣疙瘩而脱落。子烦子淋兮，胎热所为；子肿子气兮，胎水所作。病痢病漏兮，胞有热而宜清；伤寒伤食兮，疾苦多而成恶。常惨常笑兮，肺气结而非祟；暴哑不语兮，心血虚而勿药。胎若肥而瘦胎之药速进，脉怕微而诊脉之时休错。

药　饵

经候不调兮，乌鸡丸可投；天癸或阻兮，苍术莎即香附宜托。地黄补肾宜施，参术养脾莫却。三补凉血兮，专治崩中之药；补中暖宫兮，能固带下之脱。安胎胡黄连兮，在妊娠为最宜；瘦胎达生散兮，视形症而休错。黑神散去恶露而可取胎衣，十全大补补虚弱而能除阴火。三补丸凉血见汇方。

调经章

经曰：女子二七而天癸至，冲任满盛，月事时行，必有常候。得其常候者为无病，不可妄投调经之剂。苟不及期而经先行者，或过期而经后行者，或一月而经再行者，或数月而经一

---

① 阳搏阴别：指脉象，阴指尺脉，阳指寸脉，寸脉搏动盛大有别于尺脉。“阳搏阴别”，源于明·万全《万氏妇人科》：“阳搏阴别而雀跃。”

② 雀啄：指脉象急数，犹如雀啄食之状，不应理解为十怪脉之一的雀啄脉。

行者，或经闭不行者，或崩或漏下者，此皆失其常候，不可不调也。大抵调治之法，热则清之，冷则温之，虚则补之，滞则行之，滑则固之，下陷则举之，对症施治，以平为期。如芩、连、栀、柏，清热之药也；丁、桂、姜、附，温暖之药也；参、术、归、芪，补虚之药也；川芎、香附、青皮、延胡索，行滞之药也；牡蛎、赤石脂、棕榈灰、侧柏叶，固精之药也；升麻、柴胡、干葛、白芷，升举之药也。随其症而善用之，鲜有不效者矣。

经候不调有三

一曰脾虚。经曰：二阳之病发心脾[①]。夫二阳者，阳明胃也。胃主受纳水谷，溉灌脏腑，流行经隧，为血气之母而亦与心系。惟忧愁思虑以伤心，心气受伤，脾气失养，郁结不通，腐化不行，则脾胃虚弱，饮食减少，气渐耗，血渐少，以致妇人有血枯、血闭及血少色淡、过期始行、数月一行之病。

二曰冲任损伤。经曰：气以呴[②]之，血以濡之[③]。故气行则血行，气止则血止焉。女子之性多执拗、褊急[④]、忿怒、妒忌，致伤肝气。肝为血海冲任之系，失守则血气妄行。又或未及二七天癸之期，而男子强与之合，或适月事未断之时而男子纵欲不已，致冲任内伤，血海不固，由斯二者乃有为崩、为漏、一月再行、不及期而行者矣。

三曰脂痰凝塞。盖妇人之身所贵，内而肠胃开通无所阻塞，

---

① 二阳之病发心脾：语见《素问·阴阳别论》。

② 呴：原作“吹”，据《难经·二十二难》改。

③ 气以呴之血以濡之：语出《难经·二十二难》：“气主呴之，血主濡之。”

④ 褊（biǎn 扁）急：性情急躁。

外而经隧流利无所凝滞，则血气和畅，经水应期。惟彼肥硕者，膏脂充满，元室之户不开；挟痰者，痰涎壅滞，血海之波不流。故有过期而经始行，或数月而经一行，及为浊、为带、为经闭无子之病。

经候脉证歌

女子二七天癸至，调经察脉要分明。
左右尺脉皆沉伏，此病分明是闭经。
肝大肺小应有子，两尺不断滑脉形。
心肾俱旺知是孕，肺大肝小孕不成。
左寸滑实为男脉，右尺沉滑女儿真。
两关沉紧腹之痛，肝肺俱浮痛在胸。
一月一行为经信，或前或后莫轻心。
先期而行为血热，后期而至是寒经。
经来疼痛为气滞，行后或痛气虚临。
其色黑者多湿热，淡白而至是痰凝。
徒行黄水血不足，紫色由来风邪侵。
行经之时宜慎重，若有忧郁血必停。
走于腰膝多疼痛，散在四肢则不仁。
停于血海生寒热，逆上冲心患战惊。
此是调经真妙诀，医人熟记信有灵。

行经三忌

行经感冒风寒，不宜发表取汗，必俟经尽，方可服解表退热之剂。

行经不宜多浴冷水，恐患四肢麻痹；又不宜多饮冷水，恐伤肺气致声哑咳嗽，无药救治。

行经不宜饮酒大醉，恐引血妄行；又不宜郁怒太甚，恐经血忽停变成闭经；又不宜骤用补药，恐致蓄血，或四肢疼痛，或五心发热，为害非轻。

调经主方加减法合歌

当归　白芍　熟地　甘草　陈皮　香附　川芎

先期而来是血热，本方加酒炒黄芩、柴胡、丹皮。

后期而至是血虚，本方加蜜炒黄芪、土炒白术、茯苓、杜仲、故纸。

经来痛者气滞，本方加五灵脂、延胡索、红花。若痛甚有痞块者血瘀，本方加三棱、莪茂、山楂核。

经行后作痛，虚中有滞，用八珍汤方见后加吴萸、故纸、小茴。

经来色淡脉滑者，多痰，本方加半夏、南星、肉桂、白术。

经来多黑块脉实者，热极，本方加黄连、红花、丹参。

经来多黄水者，血不足，本方加茯苓、黄芪、肉桂、人参、白术。

经来手足酸痛，本方加桂枝、防风、秦艽。

经来扑地，脉散腮红，火热，肝也，不可误作中风、中痰，本方加胆草、栀仁、黄芩、柴胡。

四物汤

地黄　白芍　当归　川芎

四君子汤

人参　白术　茯苓　炙草

四物合四君名八珍汤，再加黄芪、肉桂，名十全大补汤。

歌曰

调经主方四物呈，甘草陈皮香附成。

先期血热丹芩柴，后期芪术杜纸苓。
来痛气滞延红五，血瘀楂核莪术棱。
虚滞合君吴茴纸，淡滑星夏术桂增。
黑块实极参连红，手足酸痛桂防秦。
黄水苓术参芪桂，扑腮红栀胆柴芩。
附录八珍十全合方歌
四物地芍与归芎，血家百病此方通，
八珍合入四君子，气血双疗功独崇，
再加黄芪与肉桂，十全大补补方雄。

心腹痛兼呕治案

凡妇人经不调，心腹痛兼呕逆，喜轻摸则缓，是寒热相搏，湘门常用黄连汤煎服可愈，三服全瘳，屡试屡效。

黄连汤　以明党为君，黄连用三五分，须煨姜汁炒。

歌曰

黄连汤内用干姜，半夏人参甘草藏，
更入桂枝兼大枣，寒热平调呕痛亡。

按：此汤与小柴胡汤同意，以桂枝易柴胡，以黄连易黄芩，以干姜易生姜，余药俱同，皆和解之意。但小柴胡汤属少阳药，此汤属太阳阳明药。

经水一月再行歌

经水一月再来行，多因怒气损肝经。
四物汤内柴芩入，川连加来信有灵。
另增知柏为丸服，滋阴降火治冲任。

脉与症无火，而经早不及期者，乃心脾气虚不能固摄而然，宜八珍汤方见前加杜仲、续断、五味子。若作火治，仍用寒凉，为害非轻。

经行一月之内或二三至，或半月旬日及二十日数至，此血气败乱之症，治当用十全大补汤方见前峻补，不得作经早同治。

经水过月乃行歌若是季经，每三月一行，必不成孕

过月而行多血虚，妇人脾胃弱无疑，

归脾汤加芎芍杜，或用八味丸治之。

肥盛妇人痰阻滞，加减导痰汤亦宜，

芎归白术苓夏草，南星苍术芍陈皮。

归脾汤

白术　人参　黄芪炙　当归　炙草　茯神　志肉　枣仁　木香　龙眼肉

姜枣引。

歌曰

归脾汤用术参芪，归草茯神远志随，

枣仁木香龙眼肉，煎加姜枣益心脾，

怔忡健忘俱可却，肠风崩漏总能医。

八味地黄汤即八味丸

熟地　茯苓　山药　丹皮　泽泻　枣皮　附片　肉桂　歌见后汇方

加减导痰汤

茯苓　法夏　陈皮　甘草　当归　川芎　白术　南星　苍术　芍药　歌合症内

血热经迟，由妇人阴火内灼，血本热而亦每过期，此水亏血少燥涩而然。何以验之？其经来必多紫黑，腹微痛。宜服知柏地黄汤见中卷汇方，即六味地黄汤加味。

歌曰

血热经迟阴火灼，水亏血少愆期作，

腹中微痛色紫黑，知柏地黄汤堪着。

血寒经迟，阳气不足，生化失期，乃至过月。何以验之?其经来色淡不鲜，或涩滞而少，恶寒喜暖，脉多微沉。此是无火之症，宜服理阴扶阳四物汤。

理阴扶阳四物汤

当归　川芎　白芍　熟地　黑姜　肉桂　吴萸　荜茇

歌曰

血寒经迟阳气亏，色淡滞涩脉沉微，

理阴扶阳汤四物，加桂荜茇吴姜灰。

经行数日不止歌三日为常，或五六日、七八日乃血热所致。每期至第四日，以此方连服二剂，若血多紫黑服四剂，两月见效。

经水多来皆属热，四物柴芩汤主之，

五心烦躁为妙药，不拘肥瘦并相宜，

芩柏芍柴阿荆芥，归芎地合病可治。

四物柴芩汤

生地二钱　当归一钱　白芍一钱　川芎一钱　阿胶用蒲黄炒，二钱　荆芥三钱，炒成炭　黄芩一钱，酒炒　黄柏一钱，炒成炭，酒淬　柴胡一钱，酒炒　歌合症内

经来色淡不多歌

经来色淡属血虚，只须八物汤主之。

肥人痰滞经来少，再加半夏南星医。

即八珍汤加半夏、南星八珍汤方见前。

经水逆上妄行歌加减法合方歌

经来何为上逆行，皆由血热不归经。

或唾或衄或吐出，四物凉膈投自平。

四物凉膈汤

当归　川芎　赤芍　生地　黄芩　栀仁炒　连翘　蒲黄　薄荷　丹皮　桔梗　柴胡　荆芥

经行鼻血者，本方加柏叶、茅根汁、发灰。

经行吐血者，本方加茜草、丹参。

经行唾中痰内有血丝者，本方加沙参、桑皮、侧柏叶。

歌曰

四物凉膈治逆经，连翘栀薄蒲黄芩，
丹皮桔梗柴荆芥，经行吐血茜丹参，
鼻血须加柏茅发，唾丝沙参桑侧增。

经水或前或后歌二方合歌

或前或后不如常，当服温经滋补汤。
更有归附丸尤妙，气盛血衰抑气良。

温经滋补汤　治脉虚两尺沉微，眼花目眩，腰膝酸痛。

当归　川芎　熟地　白术　白芍　茯苓　山药　枣皮　丹皮　小茴　延胡　杜仲

歌曰

脉虚两尺又沉微，花眩腰膝酸痛随，
温经滋补汤宜用，地芍芎苓与小茴，
白术山药丹皮枣，延胡杜仲共当归。

归附丸　治气乱，经期或前或后。

当归四两　香附八两，童便浸一昼夜，晒干，再加酒、醋、盐水、姜汁各炒一次，合为五制

上药二味共碾细末，箩过，米糊为丸，温汤吞服。

歌曰

气乱前后归附丸，附八归四米糊为。

又抑气散方歌

若气盛血衰，前后不如期，多致不孕，宜抑气散。

抑气散

香附　陈皮　茯神　甘草

歌曰

气盛血衰妊难藏，或前或后抑气良，
陈皮香附童便炒，坚白茯神甘草安。

经闭不行三候歌

一因脾胃受虚损，食少血亏非血停，
急宜补脾还养血，血充气足自经行。
二因忧怒损肝经，肝火郁闭经始停，
开郁二陈汤急用，或制女圣丸亦灵。
三因体肥痰滞壅，故令经血不能通，
加减导痰汤作主，多服方知药有功。
未嫁愆期经忽闭，急宜婚嫁勿药攻。

补脾散

蜜芪　白术　当归　茯神　志肉　枣仁炒　砂仁姜汁炒　人参　甘草　川芎　山药　枝元①

歌曰

补脾散用归枣仁，参术芪砂志茯神，
芎草淮山枝元等，脾虚血少经闭灵。

养血活经汤　治血枯经闭。

① 枝元：诸本同，其义未详，存疑待考。

当归　川芎　肉桂　丹参　泽兰　茜草　乌贼骨

酒同煎。

歌曰

养血活经当归桂，茜草丹参泽兰配，

川芎乌贼酒同煎，血枯经闭不须虑。

开郁二陈汤

苍术　陈皮　茯苓　半夏　当归　川芎　香附　栀仁炒　青皮　木香　柴胡　薄荷　甘草　泽兰

歌曰

开郁二陈术陈苓，芎归香半青栀仁，

木香柴薄泽兰草，肝盛火郁经闭行。

女圣丸　治气盛经闭。

香附一斤，童便浸一昼夜，晒干后用姜汁、盐水、酒、醋各炒一次，合成五制

碾极细末，米糊为丸如梧桐子大。

歌曰

香附五制米糊丸。

加减导痰汤

陈皮　苍术　南星　半夏　茯苓　枳壳　甘草　当归

若白来多加干姜、肉桂各一钱，丹参三钱。

歌曰

体肥痰滞经不行，加减导痰星半陈，

苍术茯苓归甘枳，白多加姜桂丹参。

乌鸡丸制法歌

乌鸡丸《歌括》　此丸专治妇人脾胃虚弱，冲任损伤，血气不足，经候不调，以致无子者，服之屡验。

未镦[①]乌骨白雄鸡，粳米喂养七日期，
吊死去毛并杂细，一斤为卒药料随，
天麦二冬生熟地，灌入鸡肚羡方奇，
醇酒十碗砂罐煮，取出去药火焙之，
焙至焦枯碾为末，再加杜仲炒断丝，
苁蓉小茴破故纸，炙草归芎白术遗，
丹参香附砂仁茯苓，诸药为末细研斯，
酒调面[②]糊为丸服，空心饮下经候医。

闭经集要八条方歌有三外丸散，并《纲目》单方

性沉多虑，吞酸胸满，经水不行，用补中益气汤加栀仁、香附。

素有胃火，口臭，牙龈肿痛，消烁阴血，经水不行，用逍遥散加丹皮、栀仁。

久病气血两虚，经水不行，朝用补中益气汤，暮用六味地黄汤方见汇集。

私妮寡妇经闭不行，多因情欲不遂或因忧郁而致，宜服加味逍遥散。

补中益气汤

蜜芪　白术　陈皮　升麻　柴胡　人参　当归　炙草

歌曰

补中益气芪术陈，升柴参草当归身，
虚劳内伤功独擅，亦治阳虚外感因，
木香苍术易归术，调中益气畅脾神。

---

① 镦（dūn 吨）：阉割。
② 面：原作“丏”，据抄本改。

加味逍遥散

当归　芍药　柴胡　茯苓　白术　甘草　煨姜　薄荷　丹皮　栀仁

歌曰

逍遥散用当归芍，柴苓术草加姜薄，

散郁除蒸功最奇，调经八味丹栀着。

女子年届二三十岁，月水不行又无病症，名室女，终身不孕，不在闭经例论。若室女经来复止又无病，名歇经，不必服药。

妇人终身不行经而反多孕者，亦常有之，不必服药。

妇人脉虚经闭，骨蒸潮热，宜服加减八物柴胡汤。

加减八物柴胡汤

人参　茯苓　炙草　当归　白芍　生地　麦冬去心　知母　柴胡　竹叶

有汗加地骨皮，无汗加丹皮，如热甚加黑姜灰。

歌曰

加减八物柴胡汤，参苓芍草生地当，

麦冬知母柴竹叶，汗加地骨无汗丹，

热甚黑姜参神效，脉虚经闭热潮安。

妇人脉实经闭，咽燥唇干，发热，宜服加减四物凉膈散。

加减四物凉膈散

当归　川芎　赤芍　生地　黄芩　连翘　川连酒炒　栀仁炒　薄荷　甘草　桔梗　淡竹叶

歌曰

加减四物凉膈芩，芎归翘芍地栀仁，

川连竹叶桔甘薄，咽燥唇干经闭行。

经闭服破血破气药而不应者，宜养血，俟其自行，不必再损元气，恐生他症。慎之！

经闭饱[①]胀腹痛，成痞块，宜服通经活血汤。

通经活血汤

丹皮　荆芥　赤芍　当归　川芎　生地　熟地　桃仁　红花　泽兰　延胡　枳壳　香附　丹参　川膝

歌曰

通经活血丹荆芍，桃红泽兰芎枳壳，
丹参香附生熟地，川膝[②]当归延胡索。

凡妇人经闭不行，血痞腹大如孕子状者，宜服活血消痞丸。

活血消痞丸

当归二两　川芎一两五钱　赤芍一两五钱　本枝[③]三两　小茴香一两五钱　乌药一两　香附五两　三棱一两二钱　莪术一两二钱　延胡索一两二钱　青皮一两二钱　阿魏一两五钱　茯苓一两五钱　川膝一两五钱　上桂[④]五钱

共碾细末，酒醋面糊为丸，白开水送下。

凡妇人经不调，腹中撮痛，或结聚癥瘕及产后中风等症，宜服交加散。癥音真，癥者真也，有块可征；瘕音加，瘕者假也，痛而无形。

交加散

生地一斤，取汁　生姜十二两，取汁

---

① 饱：诸本同，疑为“胞”。
② 膝：原作“芎”，据抄本改。
③ 本枝：诸本同，其义未详，存疑待考。
④ 上桂：即肉桂。

以地黄汁炒姜柤①，以姜汁炒地黄柤，干为末，每服三钱，温酒调，加芍药、延胡、当归、蒲黄、桂心各一两、没药、红花各五钱，尤效。

有室女忽经闭，腹胀痛，医用行气逐瘀之药罔效，又用延胡、棱、莪、桃、红等药，痛甚难当。至数月，延湘门诊视，其脉虚缓，作血虚气滞，治用四物加丹参、明党、茯苓、香附、乌药、陈皮、小茴养血理气，使血足气行而经自通。服十剂相安，仍守方，间有热加酒柴、芩。至三十余剂，忽胀痛甚如产，速延至湘，知经将通，即以生丹参、赤芍、延胡、香附童便炒、乌药、木通、川膝、山楂炭、桂心、没药、泽兰、树乌苞根、车前②草同煎，童便兑服，外用干荷叶、旧棕烧灰，取艾绒烧酒炒和前灰，将稀布包熨脐腹，令热入内，血即大下，其病若失。

通月水单方见《纲目》

芥子为末，酒服。

又　丝瓜为末，酒服。

又　人乳日饮三合。

又　鼠屎酒服一钱。

兼瘕块，用马鞭草熬膏服。

经脉逆行，用韭汁入童便饮。

月经久闭，用蚕砂炒，煮酒，饮一盏即通。

泽兰　养营气，破宿血，主妇人劳瘦，女科要药也。

茺蔚子　调经，令人有子，活血行经，有补阴之功。

紫荆皮　活血行气。

---

① 柤（zhā 渣）：渣滓。

② 前：原作“荃”，据抄本改。

邑庠陈翁传奇病方并方药验案

岳太邑庠陈树惠翁传治妇人奇病，名曰珍珠积。因血气凝滞，经水数月不行，如孕子状，但腹痛，时用手按之有小团，或至年余不产，形体消瘦。宜服琥珀汤。

琥珀汤

琥珀一两，火砖烧红，焙，研末　家生地一两，捣汁和调　生泽兰二两

煎水酒兑服，即产下血珠、水珠，全愈。湘门在省一妇患此病，依方治之，捷效，真妙方也。

石　瘕

石瘕者，因行经之时寒气自阴户而入，客于胞门，致经血凝聚，月信不行，其腹渐大如孕子状。妇人壮盛者，半年之后小水长而消矣，若虚怯者必成肿病。温经汤主之。

温经汤

当归　川芎　赤芍　人参　炙草　牛膝　故纸　小茴　莪术

歌曰

温经汤用芎归参，赤芍炙草牛膝并，
故纸小茴蓬莪术，石瘕虚怯此方灵。

肠覃二症方合歌

肠覃者，因行经之时寒气自肛门而入，客于大肠，致经血凝聚，月信虽行而却血少，其腹渐大如孕子状，如胎漏状。壮盛妇人半年以后气盛自消，虚怯者必成胀病。桂枝桃仁汤主之。

桂枝桃仁汤

桂枝　桃仁　生地　白芍　枳壳　炙草

歌曰

肠覃桂枝桃仁汤，桂桃地芍及枳甘。

以上二症详《灵枢经》，女科未载，特表出之。

交肠病

交肠一症，乃女人之疾，大便从前阴出，小便从后阴出，虽见于方书而世罕见，姑就医案二条以示后。

昔一妇产后恶露不行，腹胀喘满，大便从前阴出，因妇酷嗜烧酒，所产之儿身无骨，因而惊骇，遂患此症。用芎归汤方见《达生编》加莪术、肉桂、山楂炒黑，一服瘀血即行，二便如常。

又治一女子，方四岁，秋患血痢，稀粪出前阴，作冷热不调治之，用加味五苓散，服二剂而安。

加味五苓散

白术　泽泻　猪苓　茯苓　官桂　甘草　木香　黄连

歌曰

加味五苓术泽泻，猪茯二苓官桂列，

再加甘草与木香，黄连煎服病除绝。

花颠病详《石室秘录》

妇人花颠，乃忽然癫痫，见男子则抱住不肯放者，乃思慕男子，不遂其欲，忽然心昏，罔识羞耻，见男子则以为情人也。此肝木枯槁，内火燔盛，脉必弦出寸口。法当用平肝祛邪之剂，宜服八味逍遥散方见调经加香附童便炒。

崩漏论

妇人崩中之病，皆因中气虚不能收敛其血，加以积热在里，迫血妄行，故令经血暴下而成崩中。崩久不已，遂成漏下。叔和《脉诀》云：崩中日久为白带、漏下时，多肾水枯。治有三法，初止血，次清热，后补其血，未有不痊者矣。

崩症三候歌并方

血崩之症分五名，赤者汁如洗绛形肝火，
黄如烂瓜流黄水脾经湿热，白犹鼻涕不留停肺气虚，
青则恰如青靛色肝气实，黑乃紫黑血块凝肝脾湿热。
血未来时先发热，此因肝火内相侵，
清肝凉血有主方，加味逍遥实可寻。
血虚气弱血崩下，归脾汤服信有灵，
白崩之症另有方，八珍加减不须惊。

凡妇人初得崩中暴下之病者，宜用止血之剂，所谓急则治其标也，四物汤调十灰散主之。

四物汤方见前，用此煎水调。

十灰散

藕节　莲蓬　艾叶　柏叶　干姜炮①　头发　干漆　蒲黄　山栀　棕榈

以上十味，各烧灰存性。

歌曰

十灰散用藕节棕，艾柏干姜与莲蓬，
山栀蒲黄干漆发，暴崩宜用四物充。

如血已止，里热未除，宜服清热之剂，凉血地黄汤主之。

凉血地黄汤

生地　当归　黄连　黄柏　黄芩　知母　川芎　炙草　红花　升麻　柴胡　荆子　荆芥　防风

歌曰

① 炮：原作"泡"，据文义改。

凉血地黄芎归须，芩连知[1]柏蔓防宜，
荆芥升麻红花草，血止里热此方随。
如血止里热已除，又宜补虚，加味补中益气汤主之。
加味补中益气汤
即补中益气汤方见前加白芍、知母酒炒、川柏酒炒、茯苓。
歌曰
血止热除用补中，苓芍知柏加见功。
如崩久成漏，连年不休者，此中气下陷，元气不固，宜服补中益气汤，兼服鹿角霜丸。
补中益气汤方歌见前调经门
鹿角霜丸
鹿角霜　柏子仁去油　当归　茯神　龙骨煅　阿胶　川芎　炙草　续断　山药
歌曰
鹿角霜丸芎归茯，柏仁草续胶龙骨，
山药医崩久成漏，气陷元气均能固。
治崩症色如绛汁、靛汁，紫黑，宜服加味逍遥散。
加味逍遥散方歌见前调经
治崩症色淡白或流黄水，宜服归脾汤。
归脾汤方歌见前调经
若血来不止，发热，五心不烦，加续断、阿胶、杜仲。
若血来小腹微痛，加小茴、吴萸。
治崩症红少白多，宜服八珍汤。

① 知：原作“栀”，据凉血地黄汤方药组成改。

八珍汤方歌见前调经

若白多，四肢怯寒，加熟附片、肉桂、黑姜、吴萸。

血崩心痛

妇人血崩而心痛甚，名曰杀血心痛，由心脾血虚也。小产去血过多而心痛甚者，亦然。方用乌贼骨炒，为末调失笑散，一服即愈，仍多服归脾汤方见前调养心脾。

失笑散

五灵脂酒炒　蒲黄

崩漏单方见《纲目》

用鸡冠花及为末子，酒服。

凌霄花为末，酒服。

竹茹微炒，水煎服。

黑豆炒焦，冲酒服。

鱼螵胶和鸡子煎饼食，酒下。

阿胶炒焦，酒服，和血滋阴。

崩中垂死，用羊肉、当归、川芎、干姜煮服，其四物活血理气。及椿白皮、乌骨鸡、蚌壳、艾叶、茅根等药，在人采用。

止涩用棕灰、梅叶水煎，酒兑。

莲房经不止，烧研，酒服；血崩，同荆芥烧服；产后崩，同香附烧服。

松烟墨漏下，五色水①服。

翻白草擂汁，酒服。

蚕脱纸槐子服。

---

① 五色水：指浴佛节灌沐佛顶之五色水。即取都梁香为青色水，取郁金香为赤色水，取丘际香为白色水，取附子香为黄色水，取安息香为黑色水，于四月八日浴佛之日，以五色水灌沐佛顶。

桂心研煅，饮服二钱。

木贼漏血不止者，用五钱，煎水服；血崩气痛，同香附、朴硝末服之；崩中赤白、月水不断，同当归、川芎服。

伏龙肝同阿胶、蚕砂末，酒服。

妇人血崩，宜服消污汤。

消污汤

干荷叶煎汤

腹痛加香附。

又治杂症十三方

妇人血崩气痛，宜服备金散。

备金散

香附　归尾　灵脂炒

俱用醋制，为末服。

妇人血崩不止，宜服柏黄散。

柏黄散

黄芩　柏叶　蒲黄炒

共为末，灶心土煎水泡，调服。

妇人血崩目痒，宜服无比散。

无比散

晚蚕砂炒

为末，灶心土煎水泡，调服。

妇人血暴崩，宜服如圣散。

如圣散

棕烧灰　乌梅肉烧灰　黑姜烧灰

共为末，乌梅汤下。

妇人血崩如绛色，宜服一笑散。

一笑散

新红绸二尺，烧灰

空心酒下。

妇人肝经有风，血崩，宜服独圣散。

独圣散

防风去乂芦①

为末，每服二钱，空心食前，酒煮白面清饮调下，极验。

妇人血虚内热，血不归源而崩，宜服神应散。

神应散

桂心烧，存性

为末，每服一二钱，米饮调下。

一方　治血崩、血瘕或经行产后心腹胁痛。

五灵脂炒烟尽

为末，每服一钱或三钱，水酒、童便调下。

一方　治风热血崩。

芥穗灯火烧焦

为末，每服三钱，童便调下。

一方　治血虚内热，血不归源而崩。

陈槐花一两　百草霜五钱

为末，每服一二钱，烧红秤锤淬，酒下。

一方　治红崩。

糖鸡芽根为君，枝元、红枣。

一方　治白崩。

糖鸡芽根为君，土茯苓。

---

① 乂（yì 义）芦：根须，细根。

妇人经候凝结，血块暴下，脾虚水泻，宜服益胃升阳汤。

益胃升阳汤，即补中益气汤加神曲炒、黄芩。

上方详见《医通》。

赤白带下论用药歌，又三方合歌

带下之病，妇人多有之，赤者属热，兼虚兼火，白者属湿，兼虚兼痰，白芷散主之。又有白浊、白淫，略与白带相似，但白带时常流出清冷稠粘，此由下元虚损。白浊者，浊随小便而来，浑浊如泔，此胃中浊气渗入膀胱，加味二陈汤主之。白淫者，常在小便之后而来，亦不多，此男精不摄，不须治而自愈。

用药歌

赤带四物用芩连，升麻丹皮服无虞，

白带六君加苍术，吴萸黑姜实可祛。

老年白带多气虚，补中益气汤可除，

增入黑姜茯半夏，引加姜枣自然无。

白芷散

白芷　乌贼骨　发灰

歌曰

白芷散医赤白带，贼骨发灰白芷载。

加味二陈汤

陈皮　半夏　茯苓　白术　苍术　益智仁　炙草　升麻酒炒　柴胡酒炒

歌曰

加味二陈汤茯苓，陈半甘草益智仁，

苍白升柴同一罐，如泔浑浊服之灵。

治虚寒白带、小便白浊等症，宜服内金鹿茸丸。

内金鹿茸丸

熟附　淮药　黄芪　鹿茸酒涂炙　苁蓉　五味　远志　牡蛎煅　鸡内金即鸡肫皮　桑螵蛸

歌曰

内金鹿茸附山茸，远志芪苁鸡内金，

牡蛎桑螵五味等，虚寒带浊效如神。

崩漏带下不治之症有四

崩带日久，纯下臭黄水，或带紫黑经①块，腥秽不堪者，不治。

崩带日久，腹满不能饮食，不受参术补益者，不治。

崩带服大补剂后反加寒热、口燥、面目足胫浮肿者，不治。

崩带已止，少腹不疼，后变阴户肿胀，痛如刀割者，死期迫矣。

带浊单方见《纲目》

木槿皮煎水，酒兑，随赤白用。

鸡冠花煎水，酒兑，或煮鸡子服，随赤白用。

百合捣如泥，滚酒泡服，或炒猪肉吃，治白带。

白扁豆炒，研末，饮服，花同。

白淫，用糯米、花椒炒研，醋糊丸服。

白带冷痛腥秽，用白芷、蜀葵根、白芍饭和丸服，或用白蜡化和丸。

产后赤白带、绝孕，用羊肉、豉、葱煮熟，入酥食。

带浊验方

治白带、白浊，宜益智天冬四物汤湘门自拟，屡试屡验。

---

①　经：原作“筋”，据抄本改。

益智天冬四物汤

当归二钱　正芎一钱　酒芍一钱　熟地四钱　块苓三钱　淮药三钱　益智仁盐水炒研，一钱　天冬二钱　香附姜汁炒研，二钱　条芩酒炒，八分　条草一钱

身体痛加丹参酒炒，二钱，有热加柴胡酒炒，一钱，有痰加半夏一钱，腹痛加小茴一钱，或阴痒加芥穗酒炒，一钱，沙蒺藜酒炒，一钱，如有臭气加熟石膏六七分，同煎，连服四五剂可效。如不能全愈，及愈而复发，久则甚而不禁。经云：漏下时多肾水亏。须以涩之，用芭蕉桄①切片，用滚水捞过，每用三两炒猪腈肉四两，着酱油食之，数服全愈。愈后用前方作丸一料服之，数月能孕。

歌曰

益智天冬芎归芍，地附苓甘芩山药，
体痛丹参热柴胡，痰夏腹痛小茴却，
阴痒芥穗沙蒺藜，如有臭气石膏合，
久浊不禁涩芭蕉，腈肉炒食病全脱。

求嗣门

求嗣论

闻之乾道成男，坤道成女，乾坤以二气交感而生化万物，男女以二气交感而广其嗣源，此男女配匹厥系匪轻也。然必阳道乾健而不衰，阴癸应候而不愆，阴阳交畅，精血凝合而胎元易成。倘阳衰而不能下应乎阴，阴衰而不能上从乎阳，即欲有子而不可得。虽云天命之有定，抑亦人事之未尽欤？

① 桄（dōu 兜）：根。

立命保身夫妇交合禁忌

五月十五为天地交日，夫妇当分床宿，若犯禁忌，二年内夫妇双亡，惟子时犯之，半年双亡。子时系十四下半夜。

每月初一、十五、三十及十二月二十三夜，俱系司命[①]申奏善恶之期，须当敬畏，如犯主凶。

凡立春、春分、立夏、夏至、立秋、秋分、立冬、冬至，系天狗日，若嫁娶及交合，主无嗣。

立春、立夏、立秋、立冬各前一日为四绝，春分、夏至、秋分、冬至各前一日为四离，此八日夜若交合，虽妊多不育。

凡雷、风、雨、暗及日蚀、月蚀等日，俱不可犯，若犯主凶。

多女求男神授法

滇南一士人，奉吕仙甚虔，年四十，生九女，望子甚切，因朝夕焚香祷祝。一日有道人至其家云：我有一联，书之贴于卧室床后柱上，便可生子。叩其联，乃“五更露结桃花实，二月春生燕子窝”十四字也。书时须默念《易经》四句，云：无思也，无为也，寂然不动，感而遂通。一气念七遍，恰恰写就，又须不令人知方妙。士人遵行，连生三子，皆显达，因广传于人。余常以此告琢堂于公，果生子。于琢堂转告人俱验，真续世仙方也。愚意奉此法者，神堂亦须虔奉吕祖，以答神庥。

调治子宫四方

肥盛妇人，禀赋[②]既厚，恣于酒食，经水不调，不能成胎，

① 司命：即掌管人生命的神。

② 赋：原作“负”，据文义改。

谓之躯脂溢满，闭塞子宫。宜行痰燥湿，用苍术莎即香附导痰汤合女圣丸方见前调经门。

导痰汤

茯苓　法夏　陈皮　甘草　南星　枳实

加苍术、香附，即名苍莎导痰汤。

歌曰

导痰汤用苓夏陈，甘草南星枳实增，

加上苍术并香附，苍莎导痰汤名成。

妇人瘦怯性急，经水不调，不能成胎，谓之子宫干涩无血，不能摄受精气，宜滋阴地黄汤。

滋阴地黄汤

即六味地黄汤方见汇集加知母、黄柏盐水炒。

妇人素有浊漏带下之病，不能成胎，谓之下元虚，不能聚血受精，宜补虚涩脱，宜用乌鸡丸方见前调经门及内金鹿茸丸方见前赤白带。

妇人子宫久冷不能孕育，宜服紫石英丸。

紫石英丸

紫石英火煅，醋淬　熟地　山药　枣皮　当归　牡蛎煅　干姜　乌贼骨　熟附片　远志肉　黄芪蜜炙

蜜丸服。

调经种子丸湘门屡用获验

大本枝八两，用老姜二两捣汁和水煮极熟，又用姜汁炒砂仁五钱，研末，水酒一斤和蒸，晒十余烈日　当归四两，酒洗　抚芎二两　赤芍三两，酒炒　条芩二两，酒炒　淮山药四两，酒炒　茯苓去皮，三两　香附二两，童便浸一昼夜，炒干，又用姜汁、酒、醋、盐水各炒　枸杞三两，同地黄蒸　杜仲二两，盐水炒　粉草一两

若咳嗽加寸冬片一两合地黄蒸；虚甚出汗加淮黄芪一两蜜炙；有热加红柴胡一两酒炒，丹皮一两酒洗；小腹痛加小茴八钱盐水炒；痰甚加法夏三钱姜汁炒，南星片三钱。

调经育子案

妇人月经不调，两月一行，色黑气臭，兼胁下结核，有一筋痛连手臂及乳，期门作热，经前腹胀。湘门常拟方，用秦归二钱，酒洗，白芍一钱，酒炒，川芎一钱，香附一钱半，童便、姜汁、盐水、醋各炒一次，茯神二钱，延胡一钱，酒炒，续断三钱，酒炒，陈皮去白，一张，丹皮一钱，酒洗，青皮八分，酒洗，柴胡一钱，酒炒，丹参二钱，酒炒，贝母一钱，姜汁炒研，家生地三钱，老姜一钱，同煎。服三四剂，渐愈，守方十余剂，诸病悉除。核消后服生血理气药至年余则生育矣。

调经育子方或前或后或无期或色黑，临期兑服一剂

丹参三钱，酒炒　当归一钱　川芎一钱　白芍一钱　干地一钱　陈皮去白，一张　青皮六分　香附钱半，童便炒研　延胡一钱，酒炒　红花五分，酒洗　甘草八分

若饮酒人致脾虚加白术一钱，紫苏小根五分，水刺芳根须五分，同煎服，五六剂见效，又后服调理培体药八珍汤方见调经。若血凝足痛，以苍术易白术，加川柏六分酒炒，姜三片，红枣去核三枚，同煎，数服全愈。

邑庠楚大瑞翁传调经育子方并酒药方

不拘紫黑色，月有月无，痛极已成，烧经至眼胞色黑，皆可治之。

凡有热先以大青根俗名淡亲家母、羊羖枋根、百解根俱要去粗皮、车前草、水灯芯榄五个去细根、紫苏小根。若暑热天加生石

膏八分，香薷五分，煎服一剂。常月或加陈茶、栀子。后用乌苞根去粗皮，切片，一两。此乌苞多生于园堋，蔓荚叶似冬苋，有毛杋，要在无竹根处者方可用之间日煮鸡蛋一二个，蛋宜煮至老红色食之，或加盐、醋亦可，以本汤当茶饮。月余或二三月又取红冠绿耳白乌骨鸡杀之，去毛、肠、头颈、足翅，将此药三两灌入鸡腹内，久煮去药，连汤食之若空心淡服纳不住，用盐、醋蘸之，与饭同食亦可。或黄乌骨鸡亦可，但不要杂色毛。或用猪腈肉四两，用米泔水洗之，用乌苞根药一两拌炒，食之亦效。或有热加大青根去粗皮三钱和煮。每临期三方俱不可用，要俟洁净三日后方可用之。调理无病，月期如常，至半年后不妊，湘门每用调经种子丸服半料至一料，则成妊矣。此乌苞根湘常用水酒炒，与人煎服调经，或与调经药同煎，每每获效，此系调经圣药也。

调理心肝肾气血方

凡服调经种子丸后，及诸方调经后，用此方浸酒。

全身当归二两　玉竹四两　淮黄芪一两，蜜炙　远志肉五钱　茯神两半　枣仁五钱，炒研　枸杞一两　续断一两，酒炒　杜仲一两，盐水炒　粉草八分　子条芩五钱，酒炒

有郁加香附四钱酒炒研；小腹痛加小茴三钱盐水炒，枝元一两，大红枣去核一两。水酒浸蒸一炷香久，早晚服。

调经种子奇方

大金丹、至宝丸，调经妙药也，然修合不易，余常以此方用水煎服，竟有奇功，故录之。

当归身拣肥者，一钱二分　熟地二钱　香附一钱，童便浸三日，醋炒研　白芍一钱，酒炒　陈皮七分　艾绒七分，去梗筋，醋炒　茯苓八分　炙草三分　延胡八分，酒炒　丹皮八分，酒洗　山茱肉一钱二分

干姜三分，炮　川芎八分，酒洗　官桂四分

上十四味，依法炮制，加煨姜三片，大红枣一个，水二碗，煎至八分，空心服下，渣再煎，临卧时服。每于月经至净后即服此方，一日一剂，服至四五剂后，不必再服，旬日内即能成孕。如经期不调者，每月服五剂，三月后必经调而成妊矣。

胎前门

保胎要论

保胎之法要精详，说与医人仔细商。
古方安胎和气饮，不宜早用坠胎囊。
我今按月有定方，依方取用自安康。
论胎犹如一钟纽，系悬必须好坚梁。
气虚恰似梁木朽，系坠梁兮胎必伤。
四月以前少胎气，和气无如益气良。
当归散用为妙药，生血养气保无妨。
五六月间胎气逼，安胎和气饮相当。
八九十月达生散，前人灼见允为臧[1]。
胎家杂病不一绪，别有良方作主张。

妊娠忌药歌

蚖[2]斑水蛭及虻虫，乌头附子配天雄，
野葛水银并巴豆，牛膝薏苡与蜈蚣，
三棱代赭芫花麝，大戟蛇脱黄雌雄，
牙硝芒硝牡丹桂，槐花牵牛皂荚同，

① 臧：善，好。
② 蚖（yuán 元）：蝾螈、蜥蜴等。

半夏南星与通草，瞿麦干姜桃仁通，

硇砂干漆蟹甲瓜，地胆茅根都不中。

按：伏毛、紫苏、香附、陈皮、枳壳之属本行胎中滞气，黄芩、黄连之属本清胎热，若用之太早，体虚者是益以虚而堕胎必矣。惟胎至五六月，胎气渐逼，可斟酌用之。

安胎三方并歌

安胎和气饮

黄芩　熟地　当归　川芎　白芍　人参　甘草　陈皮　紫苏梗　砂仁炒研

姜、枣煎。

歌曰

安胎和气饮黄芩，熟地当归芎芍参，

甘草陈皮紫苏梗，砂仁炒碾姜枣临。

当归散

当归　抚芎　白芍　砂仁　故纸　白术　炙草

若呕加黄芩酒炒，气虚加蜜芪，腰痛加杜仲、续断盐炒。

歌曰

当归散用当归身，抚芎白芍并砂仁，

故纸白术炙甘草，呕加黄芩酒炒珍。

若是气虚蜜芪入，腰痛固肾药味增，

杜仲续断盐水炒，各一钱半等分均。

加减安肾汤　此方滋阴为主以胎系于肾故也，若见两尺虚弱，胎动不安者，宜服此方。

熟地　枣皮　山药　杜仲盐水炒　当归　白术　白芍　阿胶　故纸盐水炒　续断盐水炒

歌曰

加减安肾枣山药，熟地归术杜白芍，

续断阿胶与故纸，滋阴安胎由尺弱。

妊娠杂症用药

凡妊娠感冒、杂症总以安胎为主，其余从末治之，一切犯胎药禁用。

妊娠伤寒辨并方

专以清热和胎为主，各随六经所见之症治之，不可与常病同治，宜以四味紫苏饮为主。

四味紫苏和胎饮

紫苏　条芩酒炒　白术　甘草

歌曰

四味紫苏芩术甘。

恶寒，头痛，项强，腰脊酸痛，病在太阳经，本方加羌活、防风、川芎。

寒热，口苦，呕吐，胁痛，耳聋，病在少阳经，本方加柴胡、枳壳、桔梗、杏仁。

恶寒，不发热，只头痛，鼻干，不眠或项强，病在阳明经，本方加干葛、白芷。

恶寒，发热，倦卧，手足并冷，病在足少阴肾经，本方加独活、熟地、细辛。

恶寒，手足厥冷，唇口青，遍身痛如被杖，病在厥阴肝经，本方加当归、吴萸、细辛、羌活。

凡妊娠伤寒五六日后，不恶寒，不头痛，只发热，口渴咽干，此病邪在里，宜用黄龙汤为主。

黄龙汤

柴胡　黄芩　甘草

歌曰

黄龙汤用柴芩甘。

发热口渴，小便不利，本方加知母、黄柏、赤茯苓、木通。

发热口渴，烦躁，大便不利，本方加知母、石膏、竹叶、熟大黄。

发热干呕，心烦不眠，病在胆经，本方加麦冬、花粉、枣仁、竹茹。

发热口渴，腹痛自利，病在脾经，本方加白术、白芍、阿胶。

发热口渴，利下脓血，手足冷，病在肝经，本方加当归、白芍、茯苓、乌梅。

若遇天行时气传染者，初起止用败毒散加和胎药解之，如见诸症，只依上分六经表里而治之。

妊娠恶阻歌

胎气冲胸成呕吐，饮食下咽多恶阻，
轻者不药总无妨，重者日久胎须辅。
加减养胃汤速治，再有单方亦可愈，
养胃归芍术砂陈，藿曲炙草煨姜与。

养胃汤歌合症内

白术　当归　白芍　陈皮　砂仁炒　藿香　神曲　甘草　煨姜

瘦人多火口渴方歌

瘦人多火，口渴，宜人参橘皮汤主之。

人参橘皮汤

人参　橘皮　白术　麦冬　甘草炙　竹茹　厚朴姜汁炒　陈皮　黄芩

舌黑心火亢甚，加酒炒黄连。

歌曰

妊娠火渴系瘦人，人参橘皮参术陈，
竹茹芩朴炙草麦，火亢酒连舌黑增。

肥人吐痰水兼恶阻方歌，又单方，又案，又神香散方歌

肥人吐痰水，宜二陈汤加砂仁主之。

二陈汤

法夏　陈皮　茯苓　甘草

歌曰

二陈汤用半夏陈，益以茯苓甘草成，
利气调中兼去湿，一切痰饮此为真。

妇人恶阻，甚不能食，宜保生汤。

保生汤

人参　砂仁　白术　香附　乌梅

若口渴面赤加川连吴萸炒，胃寒恶阻去香附加川椒、丁香、白豆蔻。

歌曰

妊娠恶阻食不能，砂术乌梅香附参，
口渴面赤连吴炒，寒减附加椒蔻丁。

恶阻吐呕不止单方

食盐炒　砂糖　煨姜　炒米一撮

煎水服。若吐蛔虫，加川椒、乌梅。

妇人恶阻，湘门常用莲心五钱煎汤，饮下得安。即用神香散，仍取莲心五钱，煎汤泡服愈。

神香散 《景岳新方》治胸胁胃脘逆气难解，疼痛、呕逆、胀满，痰饮、膈噎等症最妙。湘门用治妇人产后胃痛作逆，喜按，加上桂共碾泡服，屡效。

歌曰

神香散治胃寒神，噎膈痰凝气不清，

白蔻丁香共细末，清汤调下五三分。

妊娠中风歌合方

忽然中风口眼斜，手足搐掣实堪嗟，

只有白术三钱许，再加荆芥一同夸，

黑豆一合炒淬酒，三味煎服总不差。

若还口噤不下咽，通关散用最为先，

细辛牙皂共为末，吹入鼻中勿迟延。

增损八珍汤速备，拘口灌服病自痊，

归芍蜜芪与秦艽，炙草防风续断拈。

增损八珍汤歌合症内

当归　蜜芪　白芍　秦艽　炙草　防风　续断

胎气下坠并方

胎气下坠，宜用补中益气汤。一云坐胎，有转胎，气虚下坐者，有来水者，俗云破水衣，又有来余血者，用此汤主之。凡胎未足月，脉未离经，俱宜依此饮。

补中益气汤歌见前调经门

当归三钱　焦术一钱　蜜芪二钱　陈皮去白，一张　银柴胡酒炒，一钱　升麻酒炒，三分　明党三钱　炙草五分

加杜仲二钱，姜枣引。

若不应，减白术必愈。方内加子条芩酒炒，一钱，取其清热安胎利水；或小腹胀痛兼子气，加香附、天仙藤、乌药之类；

或腰痛，加杜仲盐水炒、续断盐水炒。

妊娠漏胎歌合方

有胎下血名漏胎，气虚血热血乃来，

或时点滴方为漏，血多胎动恐为灾。

加减八珍汤速进，气血调和血自回，

地芍芩柏术胶艾，杜仲京墨①草当归。

加减八珍汤歌合症内

熟地　白芍　黄芩酒炒　杜仲盐水炒　炙草　白术　当归　黄柏酒炒　阿胶蒲黄炒珠　艾叶醋炒

京墨引。服后血仍不止，加黄芪、发灰。若气急加蒲黄灰。

胎漏下血有数方歌

干姜地黄散　治漏胎下血。

黑姜灰　熟地炭

煎服。若小腹微痛加蒲黄、艾叶。

歌曰

姜灰地炭水煎服，小腹微痛加艾蒲。

归芎汤　治漏胎。

当归　川芎　侧柏叶　蒲黄炒

歌曰

归芎汤侧炒蒲黄。

四圣散　治漏下血，亦能安胎。

条芩酒炒　白术土炒　阿胶蒲黄炒珠　砂仁姜汁炒研

歌曰

---

①　京墨：为松烟和入胶汁、香料等加工制成之墨，味辛，性温，有止血之功效。

四圣芩术砂仁胶。

凡因暴怒漏胎下血，宜用加味逍遥散方见调经加阿胶；因脾虚饮食少思，漏胎点滴，宜用归脾汤方见调经加阿胶、续断；因气虚下陷，足肿漏胎下血，宜用补中益气汤方见调经倍升麻。

止漏绝神丹

白术　熟地　山漆①根

煎服。此方山漆根乃止血神品，故效。

歌曰

止漏绝神丹白术，熟地山漆根神效。

胶艾汤歌括

胶艾汤中四物先，阿胶艾叶甘草全，
妇人良方单胶艾，胎动血漏腹痛痊，
胶艾四物加香附，方名妇宝调经专。

又方

用葱白下血干心，困笃，浓煎服。未死安，已死出。

葍头同当归煎服。

糯米胎动、黄水，同黄芪、川芎煎服。

秫米同上。

粳米同上。

妊娠咳嗽歌并方

伤风咳嗽不须忙，参苏饮加归芍良，
好入杏仁代半夏，再加黄芩去木香，

---

① 山漆：即三七，源自《本草纲目·草部第十二卷》："彼人言其叶左三右四，故名三七，盖恐不然。或云本名山漆，谓其能合金疮，如漆粘物也，此说近之。"

三子养亲宜慎用，苏沉九宝不宜尝。二方恐堕胎。

参苏饮

沙参　陈皮　桔梗　前胡　杏仁　干葛　茯苓　粉草　当归　白芍　黄芩　紫苏　枳壳

歌曰

参苏饮内用陈皮，枳壳前胡半夏宜，
干葛木香甘桔茯，内伤外感此方须。
久咳不已名子咳，一咳一动小便来，
速服人参阿胶散，胎固嗽安胸自开，
沙参苓草胶术仲，归芍桔柴白果排。

人参阿胶散歌合症内

沙参　茯苓　炙草　苏梗　阿胶　桔梗　当归　白芍　白术　白果去心　杜仲　柴胡

加减二陈汤　治子咳宜多服，胎安咳止。

炙草　茯苓　白术　广皮盐水浸透去白，晒干，一两五钱，剉片　糯米炒，一撮

煎服。

歌曰

加减二陈苓术陈，炙草糯米煎服灵。

妊娠疟疾歌并方，安胎为主，治疟次之

怀胎疟疾实堪怜，速用柴胡知母煎，
黄芩白术当归芍，桂枝苏叶甘草痊。
若用截疟诸般药，忽然胎下是谁愆，
头痛川芎加羌活，服之二剂自安然。常山、槟榔、厚朴、草果皆忌药也。

久疟不退恐伤胎，柴胡白术及乌梅，

首乌石斛参苓用，归芎加入自无灾。

单方　疟疾临期，用上肉桂一块含口中，少顷，又含数次，即止。

妊娠痢症歌并方，安胎为主，治痢次之

怀胎痢症有定方，生地黄芩白芍良，

当归乌梅陈皮草，痛甚略加广木香，

有热柴胡用酒炒，堕胎发散急须妨。

怀胎痢症苦难言，好把三奇汤速煎，

黄芪三钱防风入，加上陈枳壳一钱，

舌若黑胎兼口渴，增入三分好川连。

此方屡用无差错，石榴皮饮方见汇集更能痊。先服上方，不愈，次服此方。

久痢不安两足肿，脾气亏兮恐胎损，

归脾汤见前崩漏内故纸加，阿胶艾叶胎自稳。

禁用丹皮、地榆、红花、桃仁、三棱、莪术、青木香、槟榔、枳实。

妊娠泻泄歌并方

怀胎泻泄属脾亏，白术当归白芍随，

芡实山药肉豆蔻，莲肉糯米茯苓医。

口渴腹痛黄芩炒，伤食神曲兼用之；

补脾不愈属气亏，补中益气汤见前用之宜。

更加故纸同肉蔻，炒熟吴萸姜枣随；

夜间泻泄为肾泻，六味地黄汤见汇辑真奇绝。

二神故纸与吴萸，糯米同加泻自歇，

若系脏寒食不化，增入桂姜方成捷。辛热之药动胎，宜审实

用之。

妊娠子痫歌并方并看法

子痫由来似中风，时醒时发病不同。

良由气虚挟痰火，清神汤服信有功。

脉滑沫出痰为病，脉散腮红肝火攻。

参术茯苓炙甘草，蜜芪当归麦冬逢。

挟痰竹沥姜汁入，僵蚕天麻勾藤芎。

挟火黄连栀仁炒，临症制方贵圆融。

口噤搐掣风火频，涎潮僵仆屈难伸。

再有古方速投服，羚羊角散杏薏仁。

防独芎归和甘草，枣仁炒研并茯神。

木香磨兑姜一片，子痫风中可回春。

若是牙关紧难开，通关散用不伤胎。

吹鼻依然昏不醒，徐徐候着自然回。

先将竹沥姜汁取，醒时一灌痰自陨。

痫症看法：眼眶下如炭火熏黑者，火动其痰也；眼目昏沉或认黑为白，认白为黑者，神不足也；口吐清水味淡者，脾亏也，昏醒后，多服归脾汤方见崩漏。

妊娠子悬歌并方

胎气不和曰子悬，冲上心胸痛不蠲，

治之只用紫苏饮，参术甘陈归芍连，

加上川芎并大腹，姜葱为引病自痊。

紫苏饮歌合症内

人参　紫苏　白术　甘草　陈皮　当归　白芍　川芎　腹绒

热甚不应加川连，姜葱为引。

妊娠子烦歌并方又方歌

终日烦闷曰子烦，心惊胆怯神不安，
只消竹叶汤速进，茯神麦冬当归参，
更有黄芩防风入，浪投凉剂损胎元。
虚用人参麦冬散，生地当归茯神援，
酒炒知母炙甘草，灯芯为引是良单。

芩麦柴胡汤　治子烦胁痛寒热。

陈皮　沙参　黄芩酒炒　柴胡酒炒　甘草　麦冬

若口渴加花粉。

歌曰

子烦胁痛寒热兴，芩麦柴胡汤沙参，
陈皮酒芩柴甘草，麦冬口渴花粉增。

妊娠子肿歌五方歌

四肢头面皆浮肿，名为子肿身体重，
又有气肿不同看，胎水肿兮另一种，
加味五皮水肿用，紫苏散治气肿壅。

凡四肢浮肿，皮肤光泽，此土亏不能制水，小便不利，通身肿满，谓之水肿，宜先服黄芪、防己、生姜以达表，次服加味五皮饮。

加味五皮饮

茯苓皮　大腹皮　桑白皮　五加皮　生姜皮　白术　当归　川芎　白芍

歌曰

加味五皮饮归芎，苓芍桑皮大腹绒，

五加姜皮兼焦术，妊娠水肿此方攻。

凡时消时复，谓之气肿，胸腹胀急，宜服消肿紫苏饮。

消肿紫苏饮

紫苏　陈皮　大腹皮　当归　白芍　川芎　姜皮　赤茯苓

歌曰

气肿宜用消肿饮，芎芍姜皮赤茯苓，

紫苏陈皮归大腹，时消时复胸肿灵。

千金鲤鱼汤　安胎，治胎水肿，遍身浮肿，胸胁不分，皮上按之深窝不起。

白术　茯苓　白芍　当归　陈皮　生姜

活鲤鱼一只，煮汤代水煎服。

歌曰

胎水肿兮通身肿，按之深窝不复起，

千金鲤鱼汤术苓，归芍陈皮生姜使。

凡半身以上肿者，眼如卧蚕，四肢怯寒，此兼冒风寒，宜发散，黄芪、防己、桂枝、防风达表。

凡半身以下肿者，小便不利，宜五皮饮方见汇辑加木通、车前；小便长清者，此脾虚下陷，宜补中益气汤方见调经。

合歌曰

上肿怯寒宜发表，黄芪防己桂枝防，

下肿五皮加通前，便清脾虚补中汤。

又方　陈艾、葱连根苗、老姜、柑子叶，合捣碎，炒热，烧酒淬，布包，遍熨二三次即失。

妊娠子气歌有方歌

两足肿大行步难，或流黄水足趾间，

此症名之为子气，不须服药产后删，

若或气粗兼饱闷，天仙散服自康安。

天仙藤散

天仙藤即青木香藤　陈皮　木瓜　紫苏　香附　乌药　甘草

歌曰

紫苏木瓜天仙藤，香附陈乌甘草增。

妊娠子淋歌并方

小便涩痛曰子淋，移热膀胱虚肾阴，
加味火府丹速进，兼治溺血此方寻，
麦冬生地通芩芍，竹叶甘梢引灯芯，
小便尿血生地散，柏叶发灰胶黄芩。

火府丹歌合症内

木通　生地　条芩　麦冬　赤芍　竹叶　甘草梢

灯芯引。

生地黄散歌合症内　治小便尿血。

生地　柏叶　黄芩　阿胶　发灰

妊娠转胞歌并方又倒竖法

小便不通曰转胞，胎压一边清气淆，
脐下急痛胎不举，徒用滑利反见嘲。
宜服丹溪参术饮，或用倒竖法亦高，
熟地芎芍参归术，陈半甘草气即抛。

参术饮歌合症内

当归　熟地　川芎　白芍　人参　白术　陈皮　法夏

甘草

倒竖法　将妊妇倒竖，胎转而小便自通。

妊娠遗尿有方

遗尿不觉，胎满故也，宜服千金白薇散。

千金白薇散

白蔹　白薇　白芍

酒煎服。

歌曰

白薇蔹芍酒煎行。

妊娠子鸣歌并方又单方

子啼腹中曰子鸣，　失脱胳膀此病生，

治法撒豆令母搴①，儿口复含自无声。

一方　黄连浓煎成汁，母常呷之即止。

又方　取鼠穴门土一大块，母口含之即止。

妊娠诸血论四方合歌，以安胎为主，与常血症治略不同

大凡胎热者血易动，血动者胎不安。吐血、嗽血、呕血、咯血、鼻血，胎前皆不宜见。盖胎赖血养，不宜上溢妄行，妄行者多致堕胎，惟便血溺血者次之。面赤声哑者不治，心闷者不治，五心烦热气粗者不治，不受滋补者不治，产后吐衄者不治。

因暴怒吐血者，宜加味逍遥散见前调经。

因膏粱厚味饮食积热吐血者，宜加减清胃饮。

加减清胃饮　治胃火吐血。

生地　升麻　当归　川连酒炒　犀角磨　连翘　甘草

歌曰

加减清胃生地犀，归连升草连翘宜。

因肺经有火，以致痰中带血或鼻血，宜黄芩清肺饮。

① 搴（qiān 谦）：本义“拔取”，此指拿取。

黄芩清肺饮

当归　黄芩　白芍　紫菀　茯苓　陈皮　甘草　阿胶

歌曰

黄芩清肺陈紫菀，归芍甘草胶茯随。

因脾虚不能摄血，饮食少思，致血上逆，宜归脾汤见前崩漏加阿胶、侧柏叶。

因肾经虚火咯血，间数日或一两月吐一二口即止，血不粘手者，宜六味地黄汤方见汇辑加阿胶、当归即八仙长寿丹。

止衄散　治鼻血过多。

蜜芪　当归　白芍　生地　阿胶　赤苓

歌曰

止衄散芪归白芍，阿胶生地赤苓医。

四灰散　治妊妇吐衄不止。

荷叶灰　侧柏灰　荆芥灰　干姜灰

四味烧灰存性，童便酒兑为引。

歌曰

四灰荷侧荆干姜，烧灰便酒兑服良。

妊娠诸痛有数方歌，不治症有三

素有偏正头风，因火触动者，宜加减川芎茶调散。

加减川芎茶调散

白芷　防风　川芎　薄荷　荆芥　僵蚕　甘草　香附

茶一撮引。

歌曰

加减茶调白芷风，荆薄蚕草香附芎。

胃口痛，痛时或吐清水，或呕逆，宜服养胃汤。

养胃汤

干姜炮　陈皮　白术　川椒　人参　甘草

歌曰

养胃干姜白术陈，川椒甘草与人参。

腹痛时发时止，名胎痛，属血少，宜四物汤方见调经加香附、艾叶。

腹中满痛冲心，不能饮食，此胎气不安，宜芩术芍药汤。

芩术芍药汤药俱提出不必录歌

黄芩酒炒　白术土炒　白芍酒炒

腰腹背皆痛，此因劳伤损动胎元，宜补中益气汤方见调经加杜仲。

周身上下走注疼痛无定，此因败血入经，宜四物汤方见调经加乌药、香附。

腰痛甚，肾虚不能系胎，其胎必堕，宜八珍汤方见调经加杜仲、黄芪、阿胶、续断、艾叶。

紫酒　治妊妇腰痛如折。

黑料豆二合，炒焦熟　白酒一大碗

煎至七分，空心服。

脐下冷痛，小便频数，大便虚滑，宜小建中汤。

小建中汤

桂枝　白芍　甘草　饴糖　黑姜炮

红枣、姜引。

歌曰

小建中汤芍药多，桂姜甘草大枣和，

更加饴糖补中脏，脐下冷痛服之瘥。

小腹痛，近阴处肿胀，浮薄发光者，孕痈也，宜千金托里散。

千金托里散

黄芪　当归　甘草　川芎　白芷　白芍　防风　连翘　金银花

歌曰

千金托里草归芪，白芷川芎白芍宜，

防风连翘同两宝，孕痈肿胀服之离。

小腹作痛，其胎不安，气攻左右，或时逆上下，小便不利，用小柴胡汤方见汇辑加青皮、山栀，清肝火而愈。后因怒，小腹胀满，小便不利，水道重坠，胎仍不安，此亦肝火炽盛所致，用龙胆泻肝汤方见汇辑一剂，诸症顿愈，乃以四君子汤方见调经加升麻、柴胡以培脾土。

气胀诸药不效，用紫苏煮鸡蛋，服之愈。

妊娠诸痛不治症

心腹急痛，烦闷，唇青，面黑，冷汗，气绝，不治。

腰腹痛，下血不止，胎上冲心，痛不可止，不治。

大足趾痛，爪下一黑块，肝气绝，不治。

妊娠胃脘气痛喜按，宜用藿香正气散方见汇辑加水泡姜、苏叶、生姜，或兼血凝气滞生疡，方内宜加杉荆子根同煎，一服效，数服愈。此湘门屡试屡验之方。

妊娠杂症

妊妇无故悲泣，若见鬼神者，脏热也，宜服竹茹汤。

竹茹汤

人参　麦冬　茯神　竹茹

姜、枣引。

歌曰

竹茹汤用人参麦，茯神竹茹姜枣设。

妊妇至九十月，忽然声哑不语，此少阴之脉下养于胎，不能上荣于舌，名曰哑胎。不必服药，至十月生子之后自能言矣。

妊妇脏腑热极谵语，宜童便时时灌之，兼服生地黄连散，清其胎热，庶胎得安。

生地黄连散

生地　当归　川芎　赤芍　黄连　黄芩　栀仁　甘草

歌曰

生地黄连散赤芍，芎归芩草栀仁却。

若伤胎下血，心神无主而谵语，多不治，宜大补元气。

孕妇未产，乳汁先下，名乳泣，生子多不育。若体肥血盛者，间或乳下不多，生儿亦无害。

妊娠误服热毒药动胎者，宜服三物解毒汤解之。

三物解毒汤

甘草　黑豆　淡竹叶

浓煎服。

妊妇目赤痛者，宜芎归汤方见汇辑加羌活、防风、白菊、蝉脱、木贼。

妊妇咽喉痛者，宜甘桔汤方见汇辑加炒研牛子、薄荷、黄芩。

妊妇病乳痈者，宜服托里解毒汤。

托里解毒汤

当归　川芎　黄芩　白芷　连翘　花粉　银花　草节①　青皮

皂角刺引。

歌曰

---

① 草节：即甘草节。

托里解毒归芎芩，白芷连翘花粉银，

草节青皮皂刺引，乳痈妊妇服之灵。

凡背上、臀上生疮者，此阳明胃经也，本方去青皮加干葛、升麻；胸前、两颊生疮者，此少阳胆经也，本方去白芷加柴胡、栀仁；肩膊、腋下生疮者，此太阴经也，本方去青皮加陈皮、桔梗、天冬；在胯内阴旁生疮者，此少阴心经也，本方去白芷、青皮加黄连、黄柏、木通。

妊妇口糜裂，名茧唇。取黄蔷薇花根，用二次米泔水和擂汁，含漱数次愈。或取根洗净，捣本汁搽唇上亦效。

妇血热上壅心包，舌乃心之苗，致舌胀满口，用生蒲黄末一钱频搽乃愈。又用生蒲黄、北干姜各一钱合研末，擦之愈，此一凉一温取阴阳相济也。

临产恶寒案

妇临产，恶寒发热，头痛，身痛骨疼，湘门用五积散去麻黄加天台、香附，依法略炒，用酒淬各熟料，余生料桂、芷、陈加正苏、干生姜合前同煎，急服，尽剂即愈方见汇辑。

妇经不调，心腹痛剧，腹内有块攻冲，右有一条，小便若淋，主张更医，十日罔效，复延湘门，用活血理气天台、香附、姜黄、木通等多剂得愈。每月一发，依法一二剂愈。将年，自述小腹有数小块，湘拟是痞，旋用熟料五积散，去麻黄加天台入金木通，四剂全愈。不四月即妊，无恙。

卷之二

胎产门

小产论并集各症各方

半产者俗名小产，盖由冲任气虚不能摄养，或跌扑闪坠，房事过度，七情气郁，热病、温疟、痢疾之类损伤气血，致胎动不安，遂患此疾。治法宜预服泰山盘石散加减安肾汤方见首卷胎前。因于跌扑者，倍用杜仲、续断；因于房事者，倍用阿胶、熟地，兼调男子裤裆灰；因于七情者，倍用芎、归、白术，随各经见症用药；因于热病、温疟、痢疾者，照各专门施治。如此调理，即惯半产者亦永保无伤。

胎未满月，痛而欲产者，用加味八珍汤方见首卷加阿胶、黄芪、甘草。

小产胎下而血来不止，宜用保元汤加阿胶、当归、艾叶，热加黑姜。

保元汤

党参三钱至一两　炙芪三钱至六钱　炙草二两

歌曰

小产胎下保元汤，党参三钱至一两，

炙芪三钱至六钱，二两炙草应如响。

小产心腹痛，或发寒热，以手按之恶痛者，属瘀血，宜用芎归汤即佛手散，方见后加黑姜、山楂、延胡、丹皮。

小产心腹痛，以手按之则缓者，宜用八珍汤方见调经去白芍加黑姜、肉桂。若昏沉不省人事，亦倍用八珍汤加炮姜、肉桂。

治产难水下胎干致胎滞不生，宜用滑石散。

滑石散

滑石一两，水飞过　白蜜　香油各半盏

先将油蜜慢火熬三四沸，掠去沫，调滑石末，顿服，外以油调于产妇脐腹，上下摩之，儿即下，其效如神。

保产神效四方

其一

当归一两　川芎五钱　车前仁三钱，焙黄研末

将芎、归煎汤泡前仁末服，冬月加肉桂。

其二

当归一两　川芎五钱　益母草六钱　芒硝三钱

煎热候温，一气服下，少顷即产，或胎死腹中亦下。

其三

好水酒　麻油　鸡蛋白　童便各一盏

碗盛安滚水上，蒸数沸，温服。

其四

陈螃蟹壳焙黄研末

临产用一钱，以热好酒、砂糖调下。大凡催生之药，不宜用早，或是转胎犹迟数日方生者，恐误，总以胞破时服之安稳。

治产后十一症加减千金不易仙方

益母芎归汤

当归　川芎　熟地　泽兰叶　香附　延胡　益母草各一钱五分

水煎服。

冒风加防风、天麻；血晕加五灵脂、荆芥穗炒黑；发热加人

参、黑姜、黄芪；心膈迷闷加陈皮、枳壳、砂仁姜汁炒；血崩加地榆、山栀炒黑、丹皮；咳嗽加杏仁、桑皮、桔梗；死血不行加桃仁、红花、枳实；饮食不进加山楂、麦芽；脾胃作胀加白术、茯苓、苍术、厚朴姜汁炒、陈皮、枳实；心神恍惚加茯神、远志；胞衣不下加芒硝。

录《纲目》方

产难至九月十月，用香附、缩砂、甘草末服，名福胎饮，永无惊恐。

蒺藜子炒、贝母二味末服，催生，堕胎，下胞衣。

柞木皮、甘草煎服。

血攻心，白狗血煎服。

蛇脱横生、逆产、胎衣不下，炒焦酒服，泡汤浴产门，或同蝉脱、头发烧研，酒服。

凿木柄灰酒服。

破草鞋灰酒服。

簸箕淋水服或泡苋菜子服。

本妇爪甲烧末，酒服。

凤仙子水吞。

矮小女子交骨不开，用当归、发灰、龟甲烧末服，或加正芎、党参、苎根、爪甲。

鸡头叶五月五日、六月六日采取，临用一叶扯开。

将产未产真伪辨并方药方歌

胎未满月，胞水不破，先下血者，此是伤胎，非产也，宜服保元汤方见前，随服八珍汤方见首卷即安，不安再服。

血虚至夜发热，烦渴引饮，其脉洪大而重按之全无者，宜服当归补血汤。

当归补血汤

黄芪炙，六钱　当归二钱

歌曰

补血芪六归二钱。

胎未满月，先破水，腰不痛，名试水症，非产也，宜服八珍汤方见首卷加杜仲、故纸、益母草数贴，俟月足自易产。

恶露少者，虽久不妨，此胞水未破，不宜早用力，宜服佛手散方见汇辑以生血，水破即生。

胎水先破，恶露行尽，数日不生者，血虚也，宜服八珍汤方见首卷、佛手散方见汇辑以生血，不可遽用催生。此症湘门用补中益气汤方见首卷加香附、乌药、酒条芩，屡效。

腰痛甚，水破者，将产也，腰者肾之府，以胎系于肾故也，宜服佛手散方见汇辑。若胞水久破，其血已涸，致儿干搁不下，宜用佛手散加人参、蜜糖半盏为引服。

涵斋先生《达生编》大意

谨录康熙乙未涵斋先生于南昌郡署辑《达生编》大意云：胎产一事，《宝产》[1] 诸书，发明甚详，保胎临产方法甚周，然或专精方药而不言其理，或略一言之而不竟其旨，倘非究心有素之人，于仓卒之间，安能易明而用之乎？兹特倡明原生之理，不厌烦絮，重复以言于人，俾人平日可以预防，临时可以应急，从此天下后世产母婴儿同登寿域，岂不快哉！然亦遵古人之意而条达之，非创为异说也。

---

① 宝产：全书名为《宝产全书》，妇产科著作，清·何炫著。此处又为胎产之类医书泛称。

此编只是反复以言其理，至于方药殊未之及，偶载一二，皆取古方极稳者，试之甚效，方敢录上，若一切矜奇炫异之方，概置不录。然保护得法，药亦可缓。

凡胎前、临产、产后调护之法，一一备载，不厌烦复。盖原系家居日用闺房琐屑之事，一有不到，皆足致病。与其服药于病后，曷若致谨于平时。

此编言语俚俗，未免见笑大方，但原为妇人而设，识字者固不必言，不识字者令人诵之，皆可通晓。然须平时讲诵，令心中明白，临时自有主张，不但产母宜知，一应男妇皆当知之。

此编虽众所当知，而富贵之家尤宜熟讲。盖闺人平时口餍肥甘，身安乐逸，体气脆薄，且性情骄傲，未必肯听人言。到临产时才一知觉，即不能耐，点灯着火，上呼下应，房中挤簇多人，内外嚷成一片，稳婆[①]络绎，各要争功，脉未离经，胎未转下，即便坐草[②]，反致不顺。甚或奇方怪药纷纷乱投，致母子两误者多矣，岂不惜哉。但能留意此编，自可平安清吉，断无坏事。

胎产之书甚多，此一编特为难产而设，其胎前、产后略载一二极灵验者，以概其余，若曰此编足以尽之，则重予过矣。

开卷即载临产者，恐临时仓卒，不及细检，因以切要者载之篇首，令人一目了然，专意行持，自然无误，若平时讲说，仍从保胎顺序看之也。

试痛一篇尤为紧要，盖知试痛之误，方知正生之易，与临产一篇互相表里，最宜细看。仍采先贤格言之足相发明者数条

---

① 稳婆：旧时民间以为产妇接生为业的人。

② 坐草：为临产之别名。因古代产妇临产时，多坐于草蓐上分娩，故名。

载之，以征予言不谬也。

语云：勿以善小而不为。此篇固小之小者，然诚有见于胎产为人生之始，随时随地体验而成，且身经目击口授耳闻，千试不爽，忘其猥陋，出以语人，漏万之讥固所不免，世之君子原其心焉可矣！

此编明白切要，好生者见之，宜为广布，有力者重刊通行，无力者手抄数册，口授数人，随分所至，功德无量。

《达生编》上卷

临　产

六字真言：一曰睡，二曰忍痛，三曰慢临盆。此六字无不灵验，临产谨记。初觉腹痛，产母自己拿稳主意，要晓得此是人生必然之理，极容易之事，不必惊慌。但看腹疼一阵不了，又疼一阵，一连五六阵，渐疼渐紧，此是要生，方可与人说知，以便伺候。若痛得慢则是试痛，只管安眠稳食，不可妄动。此时极要留心着意，产妇自拿主张乃是第一关头，不可忽略。若认作正产，胡乱临盆，则错到底矣。

此时第一要忍痛为主，不问是试痛、是生产，要忍住疼，照常吃饭睡觉，疼得极熟自然易生。且试痛与正生，亦要疼久，看其紧慢方辨得清，千万不可轻易临盆坐草，更不可早接稳婆揉腰擦肚。至嘱至嘱！再者，站要稳站，坐要端坐，不可将身左右摆扭。须知此事他人替不得，自家性命相关，全要自己作主。

到此时必要养精惜力为主，能上床安睡闭目养神最好，如不耐烦睡，暂时起来，或扶人缓行，或靠桌站立，疼若稍缓又上床睡，总以睡为第一妙法。但宜仰睡使腹中宽舒，小儿易于转动，且大人睡下，小儿亦是睡下，转身更不费力。盖大人不宜早用力，使小儿乱动。先宜惜力，以待临时用之，自是易生。切记切记！

无论迟早，切不可轻易临盆，切不可听稳婆胡言乱语，说破了水衣[①]，又说儿头已在此，以致临盆早了，尽误大事。此乃天地自然之理，若当其时，小儿自会钻出，何必着急。因恐小儿力薄，其转身时用力已尽，及到产门不能得出，或亦有之，宜稍用力一阵助之，则脱然而下。盖瓜熟蒂落，气血两分，浑身骨节一时俱开，无所勉强，及至生下，即产母亦不知其所以然矣。

或曰大便时亦须用力，如何生产不用力？不知大便呆物必须人力，小儿能活动，待其自转，不但不必用力，更忌用力太早。盖小儿端坐腹中，及至生时垂头转身向下，腹中窄狭，他人有力难助，要听其自家慢慢转身到产门，头向下脚向上，倒悬而出。若小儿未曾转身，用力一逼，则脚先出，乃名之曰脚踏莲花生。或转身未定，用力一逼，则横卧腹中，一手先出，又名之曰讨盐生。即或转身向下，略未条直，用力略早，亦或左或右偏，顶腿骨而不得出。不知此等弊病，皆是时候未到，误听稳婆之言，用力太早之故。奉劝世人万万不可早用力，当用力时只一盏茶久，其余切不可乱动。比如大便未到其时，纵用力亦不能出，而况于人乎。

或问何以知此一盏茶久用力乎？曰：此时自是不同，若小儿果然逼到产门，则浑身骨节疏解，胸前陷下，腰腹重坠异常，大小便一时俱急，目中金花爆溅，真其时矣。于此时用力一阵，只一盏茶久，母子分张，何难之有？

---

① 水衣：即胞衣，为胎盘和胎膜之统称，也称衣胞或胎衣。

或问小儿自会钻出之说，到底未敢尽信，不知古人曾言及否？曰：古人立言，不过撮其大要，安能事事而悉言之？只要后人能体会耳。观“瓜熟蒂落”四字，即知小儿自会钻出；观“揠苗助长”四字，即知将试痛认作正生之弊矣。夫哺鸡日足自能啄壳而出，岂亦有催生之神药，稳婆之伺候乎？古有迟至二三年而后生者，此是不肯钻出耳。既自不肯钻出，谁能强之？自要钻出，谁能止之？

或曰早一时固不乱动，不知迟一时可无妨否？曰：不妨。若果当其时，必无不出之理。然或偶有不出者，是小儿力尽，不能得出。宜令产母上床安睡，使小儿在腹中亦安睡，歇力少刻，自然生矣。

或曰倘或儿到产门而大人睡下，岂不有碍？曰：更好。盖小儿向下时而大人立坐，则小儿倒悬矣，岂能久待？今大人睡下，儿亦睡下，有何妨碍？又曰：倘或闷坏奈何？曰：他十个月不怕闷，今乃闷乎？

或问忍疼过久，恐亦不妙。曰：最妙。从未闻私产妇人而难产者。盖胎起于私，怕人知觉，只得极力忍疼，不敢告人，疼得没奈何时，自脱然而出，故产下而家人多不知，且不至坏事者，忍痛慢临盆之故也。由此而推可知，忍疼慢临盆之语非虚言也。

或曰不宜用力，已闻教矣，不知先误用力，已致横生、倒产，可有法治之否？曰：急令安睡，用大剂加味芎归汤服之，将手足缓缓托入，再睡一觉，自然生矣。或又曰：倘托之不入奈何？曰：若睡了再无托不入之理。若到此时仍不许他睡，妄听稳婆之言，动手动脚，甚有没良心的稳婆，预置小刀以待，致母子丧命者，又或乱吃方药，以致失事者，皆宜猛省。

或问盘肠生是何缘故？曰：是用力之过。盖产母平日气虚，临产时用力努挣，浑身气血下注，以致肠随儿下，一次如此，下次路熟又复如此。若能慢临盆，等到瓜熟蒂落之时，何得有此异怪。

或问有一痛便生，令人措手不及者，此又何也？曰：此乃正理，何足为异。盖胎气已足，母子两分，儿自钻出，虽欲留之而不可得。人人皆是如此，皆各有此一时，只要忍耐得住，等待此一时耳。

或曰稳婆不必用乎？曰：稳婆之名，有曰接生，有曰收生。按："收""接"二字之义，因其年老惯熟，令之接儿落地，收儿上床耳。既有此辈，唤至家中，不过使彼接儿收儿，切不可听其胡言乱语。况此等人多是愚蠢，不明道理，一进门来，不问迟早，不问生熟，便令坐草用力；或儿未转身，他妄说儿头在此，揉腰擦肚，无所不至；更或手入产门探摸，多致损伤。彼总想献功劳，不肯安静。更有一等狡恶之妇，借此居奇射利①，祸不忍言。每见富贵之家预将稳婆留放家中，及到临时，稍不快利，前门后户接到无数，纷纷攘攘，炒②成一片。而此等恶妇各要争功，或众恶商同吓诈银钱，或动手动脚以先逼小儿下地为功，致误人事者。奉劝世人遇临产之时，总以慢接稳婆为主，切记切记！

或问临时有经验之药，亦可用否？曰：不用。从前奇方莫过鼠肾兔脑丸，今时盛行莫过回生丹，非谓不效而不用也，总用不着耳。既不用力又不动手，又有睡法佐之，他自会生，何消用药？纵有不顺，睡为上策。曷不观贫苦之家，那得药吃，

---

① 射利：谋取财利。

② 炒：通"吵"。《朱子语类·总训门人》："既无家事炒，又无应接人客。"

偏然易生，于此可知。

或问服药有益无损否？曰：安得无损？鼠兔二丸大耗气而兼损血，回生丹大破血而兼损气。盖鼠兔丸内多用香窜之药，产时百脉解散，气血亏虚，服此散气药，儿已出而香未消，其损多矣，且令毛窍开张，招风入内，祸不可言。回生丹以大黄、红花为君，其余亦多消导之品，血已耗而又大破之，多致产后发热等病，遗患无穷。都只谓产后失调，谁复归咎于药？按：此数方古今称为神灵奇宝者，尚然如此，其他可知。送药者，本是善念，但知其利不知其害耳。大抵此药亦不得已而用之，若无怪症及坐草早致失者，以睡为第一法，不必用药。

或问总无可用之药乎？曰：有。只须加味芎归汤、佛手散二方，用之不尽矣。盖胎时全要血足，血一足，如舟之得水，何患不行？惟恐产母血少，又或胞衣早破，以致干涩耳。今二方皆大芎归，使宿血顿去，新血骤生，药味易得，随地皆有，且使身体壮健，产后无病，真正有益无损。此皆先贤明阴阳之理，制此神丹以利济天下后世。奈世人以为药料平常，多不肯用，必求奇怪之药，不论损益，致多误事，岂不可叹！

或问依此言，世间总无难产者耶？曰：偶亦有之。或因母太虚，胎养不足，血气不完，或母病伤寒之后，热毒伤胎，又或夫妇同房太多，不能节戒，以致欲火伤胎，又或平日过食椒姜、煎炒、热物及野味，毒风火毒伤胎，或跌扑损伤，皆致难产，多令胎死腹中。除此之外，更无难产者矣。然而房欲伤胎，人多易犯，切切记之。

又有严寒天气，滴水成冰之时，贫家房中火气微薄，以致血寒而冻，亦或难产，然此亦因临盆太早，宽衣坐久之故耳。若令拥被安卧，待时而产，岂有此患？

凡生产艰难，或天寒孩儿生下不哭，或已死者，急用衣物包裹，再用香油纸燃将脐带慢慢烧断，暖气入腹，渐渐作声而活。倘或先剪断脐带，则死矣。

或问临产时饮食如何？曰：此时心内忧疑，腹中疼痛，甚至精神疲倦，口中失味，全要好饮食调理，但不宜过于肥腻耳。倘不能食，只将鸡鸭汤、肉汤之类吹去油，澄清，频频饮之，亦能壮助精神。人以食为命，岂可一日阙乎？老鸭方可食。

宜　忌

临产时宜老成安静妇人二三个伺候，不必多人嚷闹。一切亲族妇人俱婉言谢却，勿令入房。夏月更不宜多人在房，热气拥盛，能令产母烦躁发晕，其害非小。房中宜轻行轻语，令产母得睡为妙。

第一要劝产母放心安静，忍痛歇息，切忌在房中大惊小怪，交头接耳，咨嗟叹息，令产母忧疑搅乱，以致误事。倘头产者更宜宽慰。

房中宜安静如常，不得当面求神许愿，叫天叫地。

稳婆不过要他接收孩儿，余无别用。倘有老成妇女在房，则稳婆亦不必用。今人多云接稳婆壮胆，不知稳婆原多射利，他不吓诈混闹，利不能到手，是接之来壮胆，竟接他来误事。试看乡村僻壤，哪有稳婆，再无不生之理，且少坏事者，则知稳婆一途，原无紧要，可用可不必用也。

饮食宜频频少与，或鸡肚鸡蛋等汤更妙。房中宜设火盆，夏月多贮井水，以收热气，仍频换之。

试　痛

或问试痛何故？曰：儿到七八个月，手足五官全备，已能动弹，或母腹中火盛，或起居不时，令儿不安，以此大动而痛，名曰试痛。只宜照常稳食安眠一二日，自然安静。或痛之不止，用保胎药服一二剂自止。此后近则数日，远则月余，甚至再过三四个月才产。人多不知，轻易临盆，终日坐立，不令睡倒，或抱腰擦肚，或用手拖，或用药打，生生将儿逼出，母则九死一生，儿则十胎九夭，惨不可言，世间难产皆此故也。盖胎不足，气血不全，比方剖卵出雏，裂茧出蛹，岂能活乎？只说小儿难养，谁复根究到此。又有受寒及伤食腹痛者，勿认作试痛，不可不知。

或问何以辨其为试痛为正生？曰：只看痛法。一阵紧一阵者正生也，一阵慢一阵或乍紧乍慢者试痛也。

或问伤食受寒何以辨之？曰：伤食者，当脐而痛，手按之更痛，或脐旁有一硬；寒痛多在脐下，绵绵而痛，不增不减，得热物而稍缓是也。

或曰试痛亦有，恐未必多。曰：甚多。曰：何以见？曰：以今之难产者多也，盖难产皆因试痛认作正生也。

或问试痛认作正生，其害如此，倘将正生认作试痛，以致过时，不亦有害乎？曰：何害？若果当其时，小儿自会钻出，纵或过时，不过落在裤中生在床上而已，有何大害乎？

验案

前太仆卿霍山张公三君葆华，继夫人年轻体壮，孕则八个月而产，产必数日，百苦而后生，所生必周而夭。再孕再产再夭，皆同。予谓后当生宜相闻。明年又八个月，坐草三日不下，忽忆予言，中途逢驱车者云迎其父母作永诀。计比余到其家已夜分，诊之脉未离经，人余残喘，稳婆在傍，问之，曰：儿头已抵产门，不得出耳。予急令安卧，且戒勿扰，与安胎药。次早主人出，笑而不言，问之，曰：好了。予曰：昨言儿头已抵产门，今若何？曰：不见了。予曰：夫人本是试痛，并非正生，安听稳婆之言，无故坐草，且误听儿头抵产门之说，夫人过于用力，故此仅余残喘。岂有儿抵产门而不生之理？岂有先抵产门而今反倒转之事？是稳婆误之也。后此百二十日，计十二个月而生男，谓余为父，今已长成。始知从前之难产与产而夭者，乃活活逼出，以体壮年轻幸保母命耳。

在张宅之日，又有邑庠程以学邀至其家，有宠人坐草二日而不生，亦与安胎药，过十六日而生女。

太学戴时济与予比邻契好，先是弟媳一产三男，母子俱殒，一犹在腹，今又娉孕，其腹昂大，颇患之。比[1]产时先令安卧，与加味芎归汤，每隔半日而产一子，积日半，三子俱生。康熙四十八年安抚叶公。

题　奏

陈氏妻生九日夜不下，一息尚存，闻予有兔脑丸，踵门[2]求药。余问之，亦曰儿头已抵产门不得出。予谕令安卧，再来求药，强之而后去。顷复来，与以加味芎归汤服之。次日生子，母子两全。按：此皆坐草太早，产母用力逼令横在腹中耳，岂有儿倒悬十日，而尚得生者乎？

昔一妇产儿，手先出不得入，稳婆恶妇藏快刀想割断，予急叱止之，先令产母安睡，后与大剂芎归汤服之，徐徐将儿手送入产门，次早生一子，母子皆安，儿右臂紫黑，数月方消。若听恶稳婆割断，则儿必死，儿死不能出，母岂能独生乎？于此可见，稳婆之害人匪浅也。

---

① 比：靠近，紧挨。此作临近之意。

② 踵门：亲自上门。

《达生编》下卷

保胎

保胎以绝欲为第一，其次亦宜节欲。盖欲寡则心清，胎气静逸，不特胎安且易生育，少病而多寿。

保胎又宜小劳为妙。试看乡间农妇仆婢下人，堕胎甚少，以劳故也。盖劳则气血流通，筋骨坚固，胎在腹中习以为常，以后虽有些微闪挫，不至坏事。倘安逸不动，则筋骨柔脆，气血不行，略有闪挫，随至随落。然非胎后方劳，正谓平日不宜安逸耳。若平日安逸，及孕后方劳，适足损胎，何筋骨坚强之有耶？夫敬姜[①]百乘之家也，老而犹绩，寻常富贵，年少力强，正宜勤事，岂可暇逸以自病乎？

怀孕三四月后，即宜用布一幅，六七寸阔，长短视人肥瘦，缠两道横束腰间，直至临盆之时才解去，若是试痛仍不宜解。更有二妙：胎未长成，得此则腰膂有力，些须闪挫不致动胎；其一常令腹中窄狭，及到解开，则腹中乍宽，转身容易。此法最妙，有孕者宜知之。

有孕后睡宜两边换睡，不可尽在一边，要使小儿左右便利，手足惯熟，则产时中道而出，自不难矣。

饮食

保胎药饵诸书皆载，不必再陈。但饮食一道殊未之及，兹略言之。饮食宜淡泊不宜肥浓，宜轻清不宜重浊，宜甘平不宜辛热。青蔬白饭亦能养人，即在贫家，颇为不乏，但富贵之人，

---

① 敬姜：齐侯之女，是鲁国大夫公甫文伯的母亲，终生勤勉不怠，老而犹绩（麻）。

平日肥甘餍足，抑令从俭，势所不堪，酌乎其中，胪列①于下。

宜食诸物：海参、半大雌鸡、猪肚、猪肺、鸭老者可食，新者切忌、鲫鱼、淡鲞、鸡蛋、白菜、熟藕、山药、芡实、腐皮、麻油。或时蔬不生冷滞气者亦可食。

以上诸味总宜白煮，盐醋调食，清汤不可过饮，恐灌入小儿肌肤，切忌煎炒。怀孕六七月后，腐皮、麻油宜多食，麻油解毒，腐皮滑胎，但麻油不宜熬熟。

忌食诸物：椒、姜、煎炒、野味、异味、猪肝、狗肉、驴、马、猪血、骡、自死肉、蟹、脚鱼、虾、鳝鱼、虾蟆。勿多饮酒，勿乱服药，勿吃牛肉吃了小儿缺唇。

又孕妊禁忌：一切宰杀凶恶之事不宜看，修造兴工动土不可看，龟、兔俱不可见。

小　产

小产者谓胎已堕下之后，一切调理俱照大产一样。

《便产须知》云：小产不可轻视，其浆养须过于正产十倍可也。薛立斋先生云：小产重于大产，盖大产如粟熟自脱，小产如生采，破其皮壳断其根蒂也，但人往往轻忽，故死者多矣。

小产数日后，忽然浑身大热，面红眼赤，口大渴欲饮凉水，昼夜不息，此血虚之症，宜用当归补血汤以补其血。若认作伤寒而用石膏、芩、连等寒凉之药，则必死矣。

产　后

产后调理诸书论之详矣，兹不复赘。但取一二紧要及所未载者存之，以备采择。

产后上床宜高枕靠垫，勿令睡下。膝宜竖起勿伸直，宜夹

---

① 胪列：罗列，列举。

紧勿放开，随饮热童便一盏，只宜闭口静养，勿令熟睡，恐血气上壅，因而眩晕。又不宜高声急叫，以致惊恐。

四壁宜避风，不问有痛无痛，俱用热童便和热酒各半，每次一杯，一日三五次，三日而止，酒亦不宜太多。若无大病，只是如此，不必服药。

产后宜用铁秤锤或白石子烧红入醋内，令醋气入鼻，以免血晕，且收敛神气又能解秽，每日三四次，亦三日而止。

或有恶血冲心，血晕昏闷，不省人事者，用韭菜一把，切碎放有嘴壶内，以热醋一大碗灌入，蜜札口，扶起病人，以壶嘴向鼻远远熏之。燃漆渣或纸亦解血晕。

生男生女夫命所招，盖百世礼祀以夫家为主，与妇人何干？倘或连胎生女，亦人事之常，不可在旁咨嗟，令产妇气苦。曾有不明公姑、愚蠢夫婿，将妇埋怨，每每致病伤生，可笑可恨。凡此只宜宽慰为主。又有将女溺死者，忍心害理，后嗣不昌，甚有因溺女而或绝嗣者，谨戒谨戒！

产后各处风俗不同，或用红沙糖，或用山楂，或用吴茱萸，或用胡椒煎水饮之，总莫过于热酒兑童便。或腹痛之甚，用生化汤一服无不立愈方见后。

产后饮食各处不同，徽俗才上床即与肥鸡、干饭，吴俗率与虀①粥，甚至有弥月而后茹荤者，皆不通可笑。盖徽俗终年食粥，产后胃弱，骤与鸡、饭，殊不相宜，然其患犹小。吴中终年食饭，至产后肠胃空虚，正宜滋味调养以生气血，转令食虀食粥，习俗移人，牢不可破，说亦不信。予意必有以此伤生者，习焉而不察耳。及至虚弱发热咳嗽，此大虚也。血脱益气，

① 虀（jī机）：捣碎的姜、蒜、韭菜等果蔬。

急宜大剂芎归芪苓补之，犹可挽回。若认产劳，与以滋阴降火之药，以至于死而不悟，良可叹也。

或问必如何调理而后可？曰：粥时吃粥，饭时吃饭，但不可食咸，盐猪肉不可多食，猪油更宜少吃，恐拥塞经络，令血气不通，致生病端。余有何忌？

鸡子有去瘀生新之能，食之甚宜。不可食糖心蛋，恐生物凝滞损人，鹅鸭蛋切不可食。

或问食物必要去油，取其清耶？曰：然。不但要清，且更宜淡。盖清淡之味本乎天，能生精神，浊则否矣。

或曰何以验之？曰：产妇宜饮淡酒，宜食淡味。若饮醇酒食咸味，皆令烧干无乳，此清浊之验也，但不得如吴俗食齑粥耳。

胎死腹中

死胎只宜佛手散，服之自下，或不下再用平胃散一服，加朴硝二三钱，能令化下，极易耳。古人立法各有精义，且经屡验，不吾欺也，甚①勿用奇方怪药以伤母命。

或问何以知其胎死？曰：面赤舌青，母活子死；面青舌赤，子活而母亡；面舌俱青，子母俱死。况死胎坠胀瘀痛，亦与常产不同。

胞衣不下

或问胞衣不下何故？曰：总是临盆早之故。当产之时骨节开张，壮者数日而合，怯者弥月方合。今不待其开而强出之，故胎出而骨眼随闭，以致胞出不及。

又曰：闻此乃极恶之症，可以损命，有诸？曰：不妨。不

① 甚：疑为“慎”之误。

必服药，不必惊慌，但以本妇头发搅入喉中，使之作呕即下。或燃伞衣，或用产妇鞋底炙热熨小腹上下，皆妙。若犹不下，用粗麻线将脐带系住，又将脐带双折再系一道，以微物坠住，再将脐带剪断，过三五日，自痿缩干小而下，累用有验。只要与产母说知放心，不必惊恐。不可听稳婆妄用手取，多有因此而伤生者。慎之！慎之！

乳 少

乳少者，血虚之故。如产母去血过多，又或产前有病，以及贫俭之家、仆婢下人，产后失于调养，血脉枯槁，或年至四十，血气渐衰，皆能无乳。但服通脉汤自有乳。若乱用穿山甲、王不留行等药，往往不效，即或勉强打通，乳汁清薄，令儿不寿，且损伤气血，产后多病，不久便干，反为不美。

格 言

《大全方》曰：妇人怀孕有七八个月生者，有一年二年及至四年而后生者，不可不知。

杨子建《十产论》可谓详悉之极，予之所论多本于此，但惜稍冗，匆倅视之，安能得其要乎。谨录“伤胎”一篇，亦足以尽之矣。

今有未产，一月以前忽然脐腹疼痛有如欲产，仍却无事，是名试月，非正产也。但未有正产之候，切不可令人抱腰，产母亦不可妄乱用力。盖儿身未顺，稳婆无知，即教产母虚乱用力，儿身才方转动，却被用力一送，使儿错路，或横或倒，不能正生，皆缘误听稳婆之言，产母用力未当之所致。凡产母用力，须待儿子顺身临逼产户，方始用力一逼，令儿下生，此方是产母用力之当也。若未有正产之时，用力太早，并妄服药饵，令儿下生，譬如揠苗助长，无益而有害矣，此名伤产。

薛院使[1]云：欲产之时，觉腹内转动，即当正身仰睡，待儿转身向下，时时作痛，试捏产母手中指节跳动，脉已离经，方与临盆，即产矣。

大旨云：大凡生产，自有时候，未见时候，切不可强服催生药，切不用早坐草及令稳婆乱动手。

朱丹溪先生云：催生只用佛手散，最稳当又效捷。又云：产后以去瘀补新血为主，纵有他症以末治之。

方药

加味芎归汤　百试百验，万叫万灵，真神方也。

当归一两　川芎七钱　龟板手大一片约五六钱重，醋炙，研末　妇人头发如鸡蛋大，瓦上焙存性

上用水二碗煎一碗，温服，服下如人行五里路之久即生，即死胎亦下。若交骨不开者，阴气虚也，服此方神效。

薛云：上舍某之妻，产门不开，两日未生，服此方一剂，即时而产。上舍传此方，用之者无不效验。

佛手散　治六七个月后，因事跌磕伤胎，或子死腹中，疼痛不已，口噤昏闷，或心腹饱满，血上冲心者，服之，生胎即安，死胎即下。又治横生、倒产及产后腹疼、发热、头疼，逐败血生新血，能除诸疾。

当归五钱　川芎三钱

用水七分酒三分同煎至七分，温服。如横生、倒产、子死腹中者，加黑马料豆一合，炒焦熟，乘热淬入水中，加童便一半，煎服，少刻再服。

---

① 薛院使：即薛己，字新甫，号立斋。明代医家，曾任太医院使。著有《校注妇人良方》等。

平胃散

苍术米泔炒　厚朴姜汁炒　陈皮去白，各三钱　甘草一钱二分

生化汤　治产后儿枕血不下及恶瘀未尽、腹痛等症。

当归六钱　川芎四钱　干姜炒黑，五分　桃仁去皮尖，只用五分，不可太多　甘草水炙，五分

上用水一钟、童便一钟煎，温服。若恶血已行，腹痛已止，减去桃仁，服三四剂妙。

湘门不用生化汤，常随症选依法制清魂散，或恶露少者用黑神散合糖楂煎，童便水酒兑，逐瘀止痛。如衣未下，用清魂散加川牛膝二钱，柞树皮刺两许，田边树乌苞根五钱。腹痛，仍加糖楂合煎，童便水酒兑，或加冬葵子，每每获效。有服一二剂不下，用平胃散加芒硝一钱煎服，即化碎而下。此方兼治胎死，舌与指甲俱青，心胸胀闷，口中作臭。但下后宜补血，合保元培养气血为主，相体见证变通加减，免贻后患。

安胎方

黄芪蜜炒　杜仲姜汁炒　茯苓各一钱　黄芩钱半　白术生用，五分　阿胶珠一钱　甘草三分　续断八分

若胸中胀满加紫苏、陈皮各八分；下红加艾叶、地榆各一钱，阿胶多加。糯米百粒为引，酒二杯水二杯煎，半温服。倘腹痛即用急火煎。

安胎银苎酒　治妊妇胎动欲堕，腹痛难忍，及胎漏下血。

苎根二两　纹银五两　酒一碗

如无苎根之处，即用茅草根五两，加水煎之。

紫酒　治孕妇腰痛如折。

黑料豆二合，焦熟　白酒一大碗

煎至七分，空心服。

当归补血汤　大补阴血，退血虚发热，其效如神。

黄芪蜜炒，一两　当归三钱

水二碗煎一碗，一服立愈，分两不可加减。

华陀愈风散　治妇人产后中风，口噤、手足抽掣及角弓反张；或产后血晕，不省人事，四肢强直；或心头倒筑，吐泻欲死。

荆芥穗除根不用，焙干研末

每服三钱，童便调服，口噤则挑牙灌之。龈噤则不碾末，只将荆芥以童便煎，放微温，灌入鼻中，其效非常。

通脉汤　治乳少或无乳。

黄芪生用，一两　当归五钱　白芷五钱

七孔猪蹄一对煮汤，吹去浮油，煎药一大碗掺服，覆面睡，即有乳。或未效，再服，无不通矣。新产无乳者不用猪蹄，只用水一半酒一半煎前药服之，体壮者，加好红花五分以消恶露。

保产神效奇方　未产能安，临产能催，偶伤胎气，腰疼腹痛，甚至见红不止，势欲小产，危急之际，一服即愈，再服全安。临产时交骨不开，横生逆下，或子死腹中，命在垂危，服之奇效。

当归一钱五分　生黄芪八分　川羌活五分　菟丝子一钱九分，酒泡晒干，捡净泥沙　荆芥穗八分　真川芎一钱五分　紫厚朴七分，姜汁炒　川贝母一钱，去心，称准，研细，煎好方入　细甘草五分　枳壳六分，麸炒　艾七分，醋炒　白芍药一钱二分，酒炒，冬月只用一钱

生姜三片为引，水二钟煎八分，复渣，水一钟煎六分，预服者空心服，临产随时服。药要拣道地，炮治要精，分两不可任意增减，必照方称准。此乃仙授奇方，救济群生，屡验神效。

按：以上药方，如加味芎归汤、佛手散，真百试百验，其

余似当审脉察证，不必拘泥。

预防婴儿马牙拭口脐风脐气夜啼等症方

预防婴儿脐风马牙简验神方

枯矾一钱五分　硼砂五分　朱砂二分　冰片五厘　麝五厘

共为细末，凡婴儿下地洗过，即用此末掺脐眼上，每日换尿布时，仍掺此末，掺完一料，是儿永无脐风等症。

凡小儿初生，预办桃枝、槐枝、柳枝、桑枝、榆枝一名蚊子榔①煎水，名曰五枝汤，用青绸涂拭口至三朝止。此方能去瘀解毒，使后少生疮疖。

凡小儿多啼哭肠鸣，无论昼夜，是脐气。湘门每用藿香梗八分、郁金一钱、条草一钱、天台乌六分、青皮三分、赤芍五分蒸服，屡效方内有桔梗一钱，艾叶一皮（烧酒炒）。又面白体虚，用白波蔻四粒、西砂仁一粒、广木香二分、公丁香一粒、勾藤勾五分、长灯芯一茎蒸服，全效。

凡小儿生马牙，碍乳啼哭，用小针挑破，取糖墨鸡屎搽之愈。再生亦挑破，用建黛、硼砂、明雄各三分，上片三厘，合乳细搽之愈。若常生属胃热，阳明多血多气，须内用枳实、槟榔、木通、车前仁各五分，庄黄三分，勾藤勾七个，水蒸服，外亦挑破，用前末药搽之愈。

小儿脐痛突出，经久不入，用艾叶一握、灯芯一丸、敝絮一团，各烧存性，胡椒七粒、黄丹一钱、水粉一钱，共研细末，用麻油涂脐，以手揉按令入，将药敥②上，覆以艾饼，外用布紧束，勿使放松。不数日，脐自缩入。不应，再如法用一二次，无不

---

① 榔：原作“揤”，据抄本改。

② 敥（yàn 艳）：以手散物。

获效。此耀楚屡试屡验方也。

小儿夜啼有四：胎热夜啼，邪火入心，心与小肠为表里，夜啼而遗尿者是也，泻心汤主之。

川连三五分，水酒炒　长灯芯五茎

同蒸，每喂三五匙。

有见灯烦躁愈啼者，心火甚也，宜服导赤散。

干地一①钱　木通五分　淡竹叶三分　甘草梢钱②　长灯芯五茎

同蒸，与饮。

有遇寒即啼者，寒疝也，金铃子散主③之。

金铃子三个　小茴三分，盐水炒　广木香一分

共研细末，筛过，再乳极细，老姜、灯芯汤调哙。

有面色紫黑，口吐白沫，睡中惊跳者，此误触异物而夜啼也，宜朱砂安神丸。

当归钱　干地钱　甘草钱　川连五分，酒炒　镜面朱砂三分

乳细或以前药倍分为丸，朱砂为衣，水磨服，或蒸汤调朱砂服亦可。

单方　治夜啼取灯花三个，用灯芯蒸汤调，摸儿口中，即令吮乳送下，日二次即愈。或用灯芯烧灰搽乳上，令儿含乳数次愈。

凡口中起黄泡者，用青黛、洋片、黄连、硼砂、苦参，研细，箩过吹之，即时消退。有起白小泡者，名白雪，一名鹅口疮，取白鹅矢瓦上焙干，合黄泡药吹之愈。

---

① 一：原脱，据抄本补。

② 钱：诸本同，当为“一钱”的简写。

③ 主：原无，据文义补。

逆生论

儿未生先露手足谓之逆生，非吉兆也。古人方用绣花针将儿手足心针一二下，儿得惊一缩。又法，以食盐涂其手足心，使老成稳婆缓缓推入，产母久睡不缩，又推。难恃药力之功。

万密斋[①]妇科云：针刺手足心及盐涂之法，致儿痛上奔，母命难存。求惯熟稳婆剪去指甲，以香油润手，将儿足轻轻送入，又再推上，儿身必转，直待身转头正，服催生药一贴，然后扶掖起身，用力一送，儿即生矣。此极为良法，宜熟记之。湘门每用补中益气汤加条芩获效。

儿被脐带缠绊不得下者，谓碍产。急令产母仰卧，稳婆细审脐带绊着儿身何处，以手法轻轻取脱，扶起母，用力一送，儿即生矣。

盘肠生

当产之时，子肠先出，盘露于外，子随后生，产后而肠不上收，谓之盘肠生。盖由产母平日气虚，不能敛束血热，致下元不固，关键不牢。治法须令产母仰卧，稳婆先将子肠用浓煎黄芪汤乘温洗净、托起，轻轻送入，又令产母两足夹紧谷道，此为上法。或用草麻子去壳捣烂，贴产母脑顶心，肠即收上，急去其药，此为次法。或用大纸条一根，以麻油浸透，火点燃吹灭，以烟熏产母鼻孔，肠即上，此为次法。欲免其苦者，宜于未孕时多服地黄丸加五味子、肉桂以补虚，有孕时多服当归黄芪补血汤以固脱，如此调治，庶无患矣。

---

① 万密斋：即万全，字密斋，湖北罗田县人，明代医家。著有《幼科发挥》等。

母肠预出

临产母肠拖出，及儿已产下，其肠仍有不收者，急以芝麻油抹之，以防风[①]袭。用蓖麻子四十九粒，去壳捣烂，涂产母头顶心上，其肠自收。待肠收上，急将头顶蓖麻子洗去，勿缓。或为风干不能收者，以磨刀水少许，温热涂润其肠一面，用上好磁石煎汤服之，肠即收。磁石俗称吸铁石，须阴阳家用过有验者乃佳。俗以水噀产母面背，令其惊而肠收，然惊则气散，恐致害，戒之！

催生方论

五行论命，以年月日时支干五行相生相值，以推其贵贱。其间最切要者，时也，得其时则终身富贵，失其时则一世贫贱。然则命赋于有生之初，岂可催乎？世之催生之说，盖为难产而设也，今开历验数方于后。

一方　用伏龙肝碾末，每服一钱，酒调下，儿头戴土而下。

又方　吞槐子十四粒而下。

催生常用

全归五钱，酒洗　正芎二钱　蜜芪三钱　炙草钱　枳壳钱半

若儿已抵产门，加菟丝钱半。

催生柞木饮子　治产难，或胎烂腹中，腹闷，其效如神。

生柞木一尺，剉五段　甘草大者五寸，剉五段

水三钟，纸封，煎钟半，候胎顺产门，徐徐温服，即时分娩，更无诸苦，切不可早于坐草及稳婆下手催逼。

催生四法

凡临产数日艰难者，加减五苓散主之。

---

① 风：原作“丰”，据文义改。

猪苓　泽泻　白术　木通　滑石　冬葵子　车前

如产母饮食能进，人事强实不得产者，或水下过多，此必胞浆干涩，佛手散加蜜糖为引主之。

如产母饮食不嗜，人事困顿不得产者，此中气不足，不能运送其胎，保元汤主之。

如三四五日不产者，或胎死腹中，于何验之？观其母之唇舌俱红者，子母无事；唇青舌红，沫出者，母死子活；唇红舌青者，子死母活；唇舌俱青，沫频出者，子母俱死。夺命丹主之。

黑附子炮，五钱　丹皮一两　干漆炒尽烟，二钱

共为末，酒调服。

死胎论

凡子死腹中，多因触伤跌仆，或胞破血干[①]，日久困惫。但察母腹饱胀，面赤舌青，或下血块，其子已死，或为吐呕，或秽气上冲，皆子死之症，宜速用下死胎方下之。下后察其虚实，随加调补自愈。若唇舌面色俱青，是子母皆危之兆。

下死胎方

当归　川朴　陈皮　红花　麦芽

酒对热服。

双胎一死一活

方用蟹爪一盏，甘草二两，东流水煎，去渣，入阿胶二两，分二三次投服，能令生者安，死者出。

单服蟹爪汤，下死胎如神。

---

① 干：来阳石印本作“下”，义胜。

下死胎用芎归取流水煎，童便对服。

又　肉桂为末，童便、酒泡服。

又　松烟墨水服。

又　伏龙肝酒服，贴脐，仍下。

又　羊血热饮。

又　瞿麦、川贝母、益母草、麦药[①]、丹砂、丹参、人参，看症采药。

交骨不开

凡交骨不开，初生者有之，儿头到门久而不下，谓之交骨不开。方用柞木枝、当归、正芎、人参煎服。倘儿头未下，方内不可用柞木枝，盖此药专开交骨，儿未回头而儿门先开，亦死之道。又方用芎归汤加龟板灰、发灰，以热童便调服。若见咬牙昏愦，急以热童便灌醒，速进十全大补培补，否则不能救矣。

又一法　用人参佛手散加苎根三钱、丈夫指甲炙熷[②]煎服，神效。

子宫不收

亦用十全大补汤及补中益气汤，子宫收后亦宜多服方药俱列于后。

瘖生方法气绝不啼曰瘖生

子下时母获其痛，伛偻倾侧，两足不开，抵夹儿头，气不得伸，故生下闷绝不啼。救法：待胞衣来，勿遽断脐，急取小

---

① 麦药：诸本同，据文义当指没药。

② 熷（zāo 糟）：即焦之意。

锅烧水，以胎衣置汤中，频用水沃[①]音沃脐带，须臾气暖入腹，儿即回啼声发。若仓卒断脐，不可救矣。

胞衣不下并用药歌括及一切验方

凡胞衣不下，或因产母力乏，气不转运，或因血少干涩，或因子宫空虚，吸贴不下。若仓卒无药，可寻破草鞋一只，近阴处，软系脐带数道，务宜紧束系定，然后截断脐带，又令一人掖扶产母，紧束产母腰腹，其胞衣必出。又法，令稳婆以手拌脐轻轻探取脐兜掐住，又令产母自衔头发尾尖，得呕哕，胞自出。或外用鞋底炙热熨产母小腹。如上数法，或一时不下，有过旬日而烂下者，屡试有验。最忌不断脐带，使子气贯入衣中，恶露胀胞冲心上，喘满不休，痛不可忍，大凶之兆。

用药歌括

产后何症最为急，胞衣不下饱闷极，
皆因恶露胀胞中，渐冲心上痛不息；
若喘满时定主凶，胞衣散用为中的。
牛膝木通三钱许，归尾枳壳滑石集，
再加冬葵热煎服，用上数法真有益。
又方单用铁秤锤，烧红童便淬入吃取铁器重镇；
瘀血胀胞不能出，人参三分不可忽；
更加苏木用三钱，童便一盏令煎服。
蓖麻十个麝一钱，共捣涂贴足心边；
方名如圣膏即是，胞衣不下此方先。
胞出此药速洗去，稍迟肠出属谁愆；

① 沃：即灼之意。

若果肠出何方用，此膏即移贴顶巅。

催生饮　治难产并胞衣不下。

白芷　滑石　冬葵子　伏龙肝　百草霜　甘草　正芎　当归

煎服，入童便兑。

又单方　治胞衣不下，用鸡卵黄二三枚，沸水泡吞，又令产妇解发刺喉，得呕即下。

又方　以五月五日或六月六日，取鸡头叶阴干，临用将一叶扯做三块，开水泡服，胞衣即下。或将叶烧灰，开水泡服亦可。

又方　用壮黄牯①肚下撒尿阴毛，剪下洗净，烧存性，加麝香一分碾末，酒泡服。

又方　用一叶一枝刺即水柞芀、紫竹根，或三五七钱各等分，煎水，水酒兑服。

又方　用回头马即路上草鞋鼻子向我者，取头前一节，烧灰研末，或用前药水兑服。

又方　用千槌草即凿柄，亦碾末，用前药水或用开水、水酒调下。

又方　用牛栏壁上牛尾转成牛粪团取下，开水泡服即效。

又方　用苋菜子一调羹，碗盛，以滚茶倾入簸盘内，烫数下，即入碗中泡苋子，旋一并服之，衣下，有菜子可验。

又方　用铜锣仰放锅内，盖以淘盆，久蒸取气，水服之即下。

一方　治胞衣不下及儿死腹中，宜炙独阴穴，三壮即下。

---

①　牯：即母牛，亦指阉割后的公牛。此处泛指牛。

按：独阴穴在足第二趾一节腕中。

夺命散　治胞衣不下，腹中胀痛。

制没药　血蝎等分

碾细末，才产下即用童便、陈酒各半杯，煎一两沸，调二钱，良久再服，其血自下行，便不冲上，免生百病。

夺命丹　治胞衣不下及已下腹中胀痛，或胎死腹中难下。

附子五钱，炮　丹皮一两　干漆一两，研碎，炒令烟尽

为细末，好醋一升，大黄末一两，同熬成膏，和药为丸如梧桐子大，温酒下五七丸，消瘀止痛，下胞胎如神。

安胎催生药方并歌，李氏存仁传

凡妇人怀妊三五个月，或感冒寒热，胎动不安，及未足月之时，能服之即安，已足月即产。不论体之强弱，年之老少，皆可服之，其效如神。

秦归一钱　贝母八分　黄芪八分　紫苏六分　枳壳六分　条芩酒炒，五分　白芍一钱　甘草二分　厚朴五分　藿香三分　蕲艾三分　菟丝子钱四分

白水煎，热服一二剂或三四剂，自然快顺两全。产后不可服，曾有误服坏事，慎之慎之！定要照分过等，不可加减。

歌曰

当归一钱芪贝八，苏壳六分丝钱四，

白芍一钱芩朴五，藿艾三分甘草二。

凡产后胞衣不下，用无名异方服之即下无名异即漆匠煎油的签子。以无名异为末三钱，以鸭蛋白调匀，碗贮，次用老米醋一茶杯烧滚，和药同服，其胞衣即缩小如秤锤下来。如或不下，不必惊惶，再服三钱，定然下来，万无一误。

凡胎前产后脐腹作痛者，用益母丸服之即安。

益母草取紫花方茎者，不犯铁器，摘碎风干，过筝，八两　川当归　赤芍　木香各二两

共为末，炼蜜为丸如弹子大。或胎前脐腹作痛，胎动不安，下血不止，用米汤下或秦当归煎汤下。又胎前产后脐腹作痛作声，或寒热往来状如疟疾者，用米汤下。又临产并产后各用一丸如弹子大，童便入酒下，能安魂定魄，调顺血气，诸痛不作，并可催生。

以上三方，李氏祖传，历试历验，万无一失，更期广相传布。

万金不传遇仙丹专治胎前产难，历经奇验

凡生产累日不下，危急之极者，用蓖麻子去壳，十四粒、明雄黄钱半、明朱砂钱半、蛇蜕一尺，烧存性，共碾细末，用浆水饭和丸如弹子大。先用椒汤淋渫产妇脐下，然后以药一丸放于脐中，用纸数层盖上，再加阔帛束之。待儿头生下，急取去药。

救产难圣丹

凡产难危急者，用寒水石四两二两生用，二两煅赤，同碾细末，加朱砂五钱，同碾如深桃花色，每用三分井花水调如薄糊，以纸剪如杏叶大，将药涂纸上，贴脐心，候干再易，还三上即产。横生、倒生、死胎皆验。

保产神方

保产神妙方并能安胎，能催生，能保全子母，百用百效。

当归酒炒，一钱五分　菟丝子二钱四分　川芎一钱五分　荆芥穗

八分　厚朴生姜汁炒，七分　川贝去心，钱　蕲艾五分　拣冬[1]二钱，炒　羌活五分　黄芪八分　枳壳炒，六分　甘草五分

加姜三片，煎服。

凡产妇横生者，用益母草六两酒煎浓汁，加童便一大杯服下，仰卧片时，儿即顺生。

凡胎将堕欲死者，用怀生地酒炒，一钱，砂仁末五钱，酒煎服，立保安全。

凡产后恶血上攻者，先用旧漆器烧烟，熏产妇鼻边，再以山楂煎汁半钟，和童便半钟兑服下，恶血消退，立可回生。

凡产妇血晕，不省人事，危急之极，当不令卧倒，扶持正坐，背后一人撑住，用酽醋[2]，将火炭浸醋中，熏之，使醋气熏入鼻中。再用花蕊石一钱，童便调下。如口噤，抉开灌之即醒。

又法　以五灵脂二两半生半炒为末，二钱温酒调下。如口噤，抉开灌之。神效。

又法　以真郁金烧存性，为末，用二钱，以酽醋一合调灌，立效。

又方　以半夏末，用冷水和丸，如大豆大，纳鼻中，立效。

凡产妇中风，不省人事，口吐涎沫，手足瘛疭者，用归身、荆芥等分为末，每服二钱，水一盏，酒少许，童便少许，煎七分，灌之下咽，即愈。

凡妇人患阴疮者，用猪肝切大片，葱白、川椒拌猪油熬熟，

---

① 拣冬：即麦冬。清同治十一年《绵州志》记载：麦冬，绵州城内外皆产，大者长寸许为拣冬，中色白力较薄，小者为米冬，长三四分，中有油润，功效最大。

② 酽（yàn 燕）醋：指浓醋。

待冷，纳阴户内，少顷[①]取出，再换一片，其虫钻入猪肝内，出尽为度。再以五倍子、川椒、苦参、葱白、明矾、蛇床子煎水频洗。

汇辑验方

前八珍汤治妇人胎、产、崩漏，气血俱虚者

八物汤治营卫俱虚，畏寒发热　八珍汤去人参加黄芪。

按：八珍、八物功用悬殊，以人参专补脏腑元气，黄芪惟司营卫开阖也。世人每谓黄芪代人参，恒用八物补益脏腑之气，大为喷饭。

四物汤《局方》　地、芍、归、芎治营血虚热。

加减四物汤治停经血滞，小腹结痛　四物汤换赤芍加三棱、蓬术、肉桂、干漆灰。

四乌汤治血中气滞，小腹急痛　四物汤加乌药、香附、甘草。

当归芍药散《金匮》，治腹中诸痛　四物汤去地黄加白术、茯苓、泽泻，为散酒调服方寸匕，日三。

芎䓖汤《千金》，治产后崩漏，下血不止　四物汤换生地加黄芪、甘草、干姜、吴茱。若夏月经后有赤白不止，除地黄加人参、杜仲。

补血汤即黄芪六一汤　治卫虚自汗，昼日烦热。

黄芪炙，六钱　甘草钱　枣一枚

三黄补血汤治血虚，至夜发热自汗　四物汤换生地加黄芪、升麻、柴胡、丹皮。

四物二连汤治重阳无阴，昼静夜热，必其人时火亢极于阴分者乃为相宜。此方不可混用也，其阴虚蒸热自有六味地黄，血虚发热自有当归补血，

① 顷：原作“倾”，据文义改。

亦何藉于此哉　此方即四物汤加黄连、胡连也。

玉烛散治血热大便秘结　四物汤换生地，加酒大黄、元明粉、甘草、生姜。《万金方》① 无大黄、明粉，易青皮、枳壳。

芎归汤及散治妊娠胎不转运　当归正芎汤则煎服，散则酒调，服之以验胎息，若是真胎，服之即动。勿经火炒乃效。

佛手散治产妇胎不得下　当归、抚芎等分，炒碾为散，红酒调服。

加味佛手散治产妇交骨不开

当归三钱　正芎一钱　人参三五钱，若出血过多至一两

临服入童便半盏，续续进之，质壮气实者加童便，人参不用也。

温经汤《金匮》，治经水不调、崩、带及唇口干燥，并治经闭不通，咳嗽便血，此肺移热于大肠也

当归　白芍　川芎　人参　甘草　麦冬　肉桂　吴茱　半夏　阿胶　丹皮　生姜

更加白术名大温经汤。

此方本胶艾汤而立，以虚火上炎，唇口干燥，故用麦冬；浊湿下渗，不时带下，故用半夏。若无二症，不必拘执成方也。

丁香胶艾汤治经漏兼白带　四物汤加丁香、阿胶、艾叶。

加味香附丸治倒经、自汗、胎漏下血

熟地八两　当归四两　白芍四两　西芎②三两　香附一斤，童便、姜汁、酒、醋四制　泽兰叶　乌贼骨各六两

为末，用浮麦、面、酒、醋、开水调糊为丸，如绿豆大。每服百丸，早暮如一服，温酒、沸汤任下。

---

① 万金方：即《女科万金方》，宋·薛古愚撰。

② 西芎：即藁本。

艾煎汤《局方》，治妇人崩伤、淋沥、带下赤白、小腹疠痛

干地用砂锅和糠头拌，炒干，油枯易磨　当归　白芍各二两　川芎　人参　石菖蒲炒　吴茱用闭口者，醋炒，各一两

共为末，用蕲艾四两，酒煎浓汁，入糯米粉糊为丸，如梧子大。每服百丸，醇酒下。更加肉桂、熟附片各一两，香附四两，名艾附丸。

大营煎《景岳新方》，治真阴精血亏及妇经迟血少，腰膝筋骨疼痛或气血虚寒，心腹疼痛。药歌明晰不赘录

大营熟地当归身，杜仲甘杞牛膝成，
血气虚寒尊肉桂，经迟筋骨痛宜温。

如寒滞在经，气血不能流通，筋骨疼痛甚者，加附片；滞浊腹痛加故纸；气虚加人参、白术；中气虚寒呕恶加炒干姜。

小营煎《景岳新方》，治血少阴虚，此性味和平之方也。药歌明晰不赘录

小营熟地当归芍药，枸杞淮山甘草合，
性味和平是此方，　阴虚血少须斟酌。

如阴虚于上，而为惊恐怔忡，不眠多汗者，加枣仁、茯神；如营虚多寒，加酒芍、生姜；如气滞有痛者，加香附引而行之。

举元煎《景岳新方》，治气虚陷下、血崩血脱、亡阳垂危等症

人参　白术　升麻酒炒　黄芪炙　甘草炙

举元煎治血崩脱，参术升芪甘草酌，
只用升提升下陷，气虚血脱无他着。

如兼阳气虚寒者，桂、附、干姜随宜佐用；如滑脱者，加乌文蛤。

济川煎《景岳新方》，凡病涉虚损而大便闭结不通，则攻利不可，用此方最妙

济川煎治便难通，虚损病人不可攻，
枳壳升麻牛膝泽，当归多共肉苁蓉。

如气虚者加人参，如有火加黄芩，若肾虚加熟地。

温胃饮《景岳新方》，治中寒呕吐，吞酸泄泻，不思饮食，及妇人脏寒呕恶、胎气不和等症。药歌明晰不赘录

温胃饮中参术姜水泡，陈皮扁豆炙草甘，
中寒呕吐吞酸泄，　胎气不和此亦良。

如下寒带浊者，加故纸；如气滞兼胸腹痛者，加藿香、丁香、木香、砂仁、白蔻、白芥之属；如兼外邪及肝肾之痛者，加桂枝、肉桂，甚者加柴胡；如脾气虚陷者而兼身热，加升麻；如水泛为痰而胸腹痞满者，加茯苓；如脾胃虚甚呕吐不止者，倍用参、术，仍加胡椒。湘门常以本方加藿、砂治妊娠呕逆喜热饮者屡效。

三补丸治血热暴崩

黄柏一两，炒黑，光如漆，水酒淬　生条芩一两，切片，水酒炒　黄连三钱，水酒炒

上共为末，用红砂糖二两蒸溶和丸，用开水、童便送下，分三服。

黄芪鳖甲散

黄芪鳖甲散，罗谦甫地骨皮，秦艽紫菀人参茯苓柴胡半夏，
知母地黄芍药天冬肉桂甘草，桔梗桑皮劳热宜。

治男女虚热，五心烦热，四肢怠惰，咳嗽咽干，自汗食少，或日晡发热。鳖甲、天冬、知、芍补水养阴，参、芪、桂、苓、甘草固卫助阳，桑、桔泻肺热，菀、夏理痰嗽，艽、柴、地骨退热升阳，为表里气血交补之剂。

秦艽鳖甲散

秦艽鳖甲散，罗谦甫治风劳，地骨柴胡及青蒿，

当归知母乌梅合，止嗽除蒸敛汗高。

治风劳骨蒸，午后壮热，咳嗽肌瘦，烦赤盗汗，脉来细数，鳖甲、地骨、柴胡各一两，青蒿五叶，秦艽、当归、知母各五分，乌梅五个，治略同前。汗多倍黄芪。此方加青蒿、乌梅，皆敛汗退蒸之意。

秦艽扶羸汤

秦艽扶羸汤，《直指》鳖甲柴胡，地骨当归紫菀偕，

半夏人参兼炙草，肺劳蒸嗽服之谐。

治肺痿骨蒸，或寒或热或劳，咳嗽声嘎不出，体虚自汗，四肢倦怠。透肌解热，柴胡、秦艽、干葛为要剂，故骨蒸方中多用之。此方虽表里交治，而以柴胡为君。

紫菀汤

紫菀汤海藏①中知母贝母，人参茯苓五味阿胶偶，

再加甘草桔梗治肺伤，咳血吐痰劳热久。

治肺伤，气极劳热，久嗽吐痰吐血，及肺痿变痈。

经产之剂十二首，附方二十二

妇人诸病与男子同，惟行经、妊娠不可以例治，故王海藏立经产一门。

海藏妊娠六合汤，四物为君妙义长当归、地黄、川芎、白芍。伤寒表虚地骨桂表虚自汗，发热恶寒，头痛脉浮，四物四两加桂枝、地骨皮各七钱，二药解肌实表，名表虚六合汤，表实细辛兼麻黄头痛身热，无

① 海藏：即王好古，字进之，号海藏，元代医家。撰有《医垒元戎》《汤液本草》等著作。

汗脉紧，四物四两加细辛、麻黄各五钱，二药温经发汗，名表实六合汤。少阳柴胡黄芩入寒热胁痛，心烦喜呕，口苦脉弦，为少阳症，加柴胡解表，黄芩清里，名柴胡六合汤，阳明石膏知母藏大热烦渴，脉大而长，为阳明症，加白虎汤清肺泻胃，名石膏六合汤。小便不利加苓泻加茯苓、泽泻利水，名茯苓六合汤，不眠黄芩栀子良汗下后不得眠，加黄芩、栀子养阴除烦，名栀子六合汤。风湿防风与苍术兼风兼湿，肢节烦痛，身热脉浮，加防风搜风，苍术燥湿，名风湿六合汤，发斑升麻连翘尝胃中湿热发斑，加升麻解毒，连翘散热，名升麻六合汤。胎动血漏加胶艾伤寒汗下后胎动漏血，加阿胶、艾叶益血安胎，名胶艾四物汤，虚痞朴实颇相当胸满痞胀，加厚朴、枳实（炒），散满消痞，名朴实六合汤。脉沉寒厥亦桂附身冷拘急，腹痛脉沉，亦有不得已而加附子、肉桂散寒回阳者，名附子六合汤。便秘蓄血桃仁黄大便秘，小便赤，脉实数，或膀胱蓄血，亦有加桃仁、大黄润燥通幽者，名大黄六合汤。安胎养血先为主，余因各症细参详。后人法此治经水，过多过少别温凉。温六合汤加芩术加黄芩、白术，治经水过多，黄芩抑阳，白术补脾，脾能统血，色黑后期连附商加黄连清热，香附行气，名连附六合汤，热六和汤栀连益加栀子、黄连，治血热妄行，寒六合汤加附姜加炮姜、附子，治血海虚寒，气六合汤加陈朴加陈皮、厚朴，治气郁经阻，风六和汤加艽羌加秦艽、羌活，治血虚风痉，此皆经产通用剂，说与时师好审量。

当归生姜羊肉汤《金匮》

当归三两　生姜五两　羊肉一斤

当归生姜羊肉汤①，产中腹痛蓐劳②匡产后发热，自汗身痛，名蓐劳，腹痛者，瘀血未去新血不生也，亦有加入参芪者气能生血，羊肉辛

① 当归生姜羊肉汤：原缺，据歌诀文例补。

② 蓐劳：病名，又名产后痨。《经效产宝》卷下："产后虚弱，喘乏作，寒热状如疟，名曰蓐劳。"

热，用气血之属以补气血，当归引入血分，生姜引入气分，以生新血，加参芪者气血交补也，千金四物甘桂姜千金羊肉汤：芎、归、地、芍、甘草、干姜、肉桂加羊肉煎。

达生散

达生散，丹溪：达，小羊也，取其易生紫苏大腹皮，参术甘陈归芍随，再加葱叶黄杨梢，孕妇临盆先服之大腹皮三钱，紫苏、人参、白术（土炒）、陈皮、当归（酒洗）、白芍（酒洗）各一钱，甘草（炙）二钱，青葱五叶，黄杨梢七个，煎，归芍以益其血，参术以补其气，陈腹苏葱以疏其壅，不虚不滞，产自无难矣，若将川芎易白术，名紫苏饮子严氏子悬宜胎气不和，上冲心胸，名子悬。

当归散

当归散《金匮》益妇人妊，术芍芎归及子芩，安胎养血宜常服，产后胎前功效深。妇人怀妊宜常服之，临盆易产且无众疾，当归、川芎、白芍、黄芩各一斤，白术半斤，为末酒调服。丹溪曰：黄芩白术安胎之圣药，盖孕宜清热凉血，血不妄行则胎安，黄芩养阴退阳能除胃热，白术补脾亦除胃热，脾胃健则能化血养胎，自无半产、胎动、血漏之患也。

当归散若腰痛加杜仲盐水炒、续断酒炒各八两。本方及加味或用四股之一，在人变通。

四神汤　四物汤去地黄加干姜名四神汤，治妇人血虚心腹㽲音狡痛。四物汤用干地加丹皮全皮，治妇人骨蒸。

生地黄连汤　治妇人血风症，去血过多因而燥涸，循衣摸床，撮空闭目，扬手掷足，错语失神，脉弦浮而虚。男子去血过多，亦有此症。

地　芍　归　芎各七钱　北丰①一两　栀子　黄芩　黄连各三钱

① 北丰：诸本同，疑为“北风”之误。北风即防风。

合磨为散，每服五钱，沸汤下。如脉实，加大黄。

五积散　治少阴伤寒及外感风寒，内伤生冷，身热无汗，头痛身痛，项背拘急，胸满恶食，呕吐腹痛，寒热往来，脚气肿痛，冷痹寒疟，恶寒无汗，妇人经不调。

当归　川芎　白芍　麻黄　苍术　枳壳　桔梗　桂枝　军姜炮　甘草　茯苓　厚朴　陈皮　半夏　白芷

上除①白芷、桂枝、陈皮，余药合，略炒，用酒淬推冷，名熟料五积散，加苏梗、老姜煎服亦可。

五积散治五般积，麻黄苍芷芍归芎，
枳桔桂姜甘茯朴，陈皮半夏加姜葱，
除桂芷陈余略炒，熟料尤增温散功，
温中解表祛寒湿，散痞调经用各充。

按：此方治妇人经滞气痞等症，湘门减麻黄加乌药行气活血，后加生香附化气达表，更为稳捷。

正气天香散《绀珠》　治一切诸气，气上凑心，心胸攻筑，胁肋刺痛，月水不调妇人多忧郁，故气病为多，气为血配，气滞则血亦不能行，故月候不调也。

绀珠正气天香散，香附干姜苏叶沉香，
乌药舒郁兼除痛，气行血活自经匀。

柏子仁丸《良方》　治经行复止，血少神衰。

柏子仁丸熟地黄，牛膝续断泽兰芳，
卷柏加之通血脉，经枯血少肾肝匡。

经曰：心气不得下降，则月事不来。柏仁安神养心，熟地、续断、牛膝补肝益肾，泽兰、卷柏活血通经。

---

① 除：原作“陈”，据来阳石印本改。

牡丹皮散《良方》

牡丹皮散延胡索，归尾桂心赤芍药，

牛膝三棱莪茂酒水煎，气行瘀散血瘕削。

瘀血凝聚则成瘕，桂心、丹皮、赤芍、牛膝则行其血，三棱、莪茂、归尾、延胡兼行气中血滞，血中气滞，则结者散矣。

固经丸《良方》

固经丸用龟板君，黄柏樗皮香附成，

黄芩芍药酒丸服，漏下崩中色黑殷。

治经不止色紫黑者属热，阴虚不能制包络之火，故经多。龟板、芍药滋阴壮水，黄芩清上焦，黄柏清下焦，香附辛以散郁，樗皮涩以收脱。

六味地黄汤

熟地　茯苓　泽泻　丹皮　山药　枣皮

加知母、黄柏名知柏地黄汤，加肉桂、附子名八味丸。

六味地黄汤滋阴，地枣丹泽淮山苓，

壮水知柏盐水炒，桂附八味益火精。

小柴胡汤　治伤寒中风少阳症，往来寒热，胸胁痞满，默默不欲食，心烦喜呕，或腹痛，或胁痛，或渴咳，或利悸，小便不利，口苦耳聋，脉弦，或汗后余热不解，及春月时嗽疟发寒热，妇人伤寒，热入血室。

小柴胡汤和解供，半夏人参甘草从，

更用黄芩加姜枣，少阳百病此为宗。

五苓散　治太阳病，发汗后大汗出，胃中干，烦躁不得眠。欲饮水者，少少与之，令胃气和则愈。若脉浮，小便不利，微热消渴者，此汤主之。

五苓散治太阳府，白术泽泻猪苓茯苓，

膀胱化气添官桂，利便消暑烦渴清。

肾着汤　治伤湿身重，腹痛，腰冷，不渴，小便自利，饮食如故，病属下焦，《宣明》[①] 用治胞痹，膀胱热痛，涩于小便，上为清涕药歌明晰不赘录。

肾著汤内用干姜，茯苓甘草白术襄，

伤湿身痛与腰冷，亦名干姜苓术汤。

黄芪防己除姜茯苓，白术甘草姜枣共煎尝，

此治风水与诸湿，身重汗出服之良。

独活寄生汤　治肝肾虚热，风湿内攻，腰膝作痛，冷痹无力，屈伸不便。

当归　川芎　干地　白芍　秦艽　防风　细辛　桂枝　赤苓　杜仲　萎参　川膝　甘草

独活寄生艽防辛，芎归地芍桂苓均，

杜仲牛膝萎参草，冷风顽痹屈能伸，

若去寄生加黄芪续断，汤名三痹古方珍。

独活汤　治风虚瘛疭，昏愦不觉，或为寒热。

当归　川芎　茯神　志肉　白薇　羌活　独活　防风　细辛　桂枝　萎参　半夏　菖蒲　甘草

独活汤中羌独防，芎归辛桂参夏菖，

茯神远志白薇草，瘛疭昏愦力能匡。

理中汤　治伤寒太阴病，自利不渴，寒多而呕，腹痛粪溏，脉沉无力，或厥冷拘急，或结胸吐蛔及感寒霍乱药歌明晰不赘录。

理中汤主理中乡，炙草人参白术黑姜，

呕利腹痛阴寒盛，或加附子总扶阳。

二妙散

---

① 宣明：即《宣明论方》，金·刘完素撰。

苍术法制有霜者佳　黄柏盐水炒

加川膝名三妙散。

龙胆泻肝汤《局方》　治肝胆经实火湿热，胁痛耳聋，胆溢口苦，筋痿阴汗，阴肿阴痛，白浊溲血。

栀子　黄芩　柴胡　生地　车前　泽泻　木通　龙胆草　归尾　甘草

龙胆泻肝栀芩柴，生地车前泽泻偕，

木通甘草当归尾，肝经实热力能排。

藿香正气散　治外感风寒，内伤饮食，憎寒壮热，头痛呕逆，胸膈满闷，咳嗽气喘，及伤冷伤湿，疟疾中暑，霍乱吐逆。凡感岚障不正之气者，并宜增减用之。

藿香　大腹皮　紫苏　甘草　桔梗　陈皮　茯苓　白术　厚朴　半夏　神曲　白芷　生姜　红枣

藿香正气大腹苏，甘桔陈苓术朴具，

夏曲白芷加姜枣，感伤岚障并能驱。

甘桔汤　治少阴咽痛喉痹，肺痈吐脓，干咳无痰，火郁在肺。

甘草　桔梗

五皮饮　治水病肿满，上气喘急，或腰以下肿。

陈皮　大腹皮　姜皮　桑白皮　茯苓皮

五皮饮用五般皮，陈茯姜桑大腹奇，

或用五加易桑白，皮虚肤胀此方医。

人参养营汤　治脾肺气虚，营血不足，惊悸健忘，寝汗发热，食少无味，身倦肌瘦，色枯气短，毛发脱落，小便赤涩。即用十全大补汤，去川芎加五味、远志、陈皮、姜、枣同煎。

妊娠痢

石榴皮饮一名厚朴汤，《千金》　治二三年热痢不止。

厚朴　干姜　阿胶各四钱　黄连六钱　石榴皮　艾叶各五钱

上六味水煎，日再服。

白头翁加甘草阿胶汤《金匮》　治挟热利下脓血及产后利不止。

白头翁　黄连炒黑　黄柏炒黑　秦皮　甘草炙，各钱半　阿胶蒲黄炒珠，三钱

上六味先煮上照味，去滓，内胶烊尽，温分三服。

伏龙肝汤丸　治胎前下痢，产后不止，及元气大虚，瘀积小腹结痛，不胜攻击者。

炮黑楂肉一两　熬枯黑糖二两

上二味一半为丸，一半为末，用伏龙肝二两煎汤代水，煎末二钱，送前丸二钱，日三夜二服，一昼夜令尽气。虚加人参二三钱以驾驭之；虚热加炮姜、肉桂、茯苓、甘草；兼感风寒加葱白、香豉；膈气不舒，磨沉香汁数匙调服。

呕逆反胃方

呕逆难于饮食汤药，用开水泡覆椿，细嚼至[1]与饮食，呕，亦用椿咽，定安。此暑月更宜。

服汤药带逆，用陈茶叶少水煎发，取叶和灶心土捣为丸，纳右鼻孔可止。

呕逆甚，不拘二三日，不能饮食而汤水粘唇则呕，用胡椒五粒着盐少许和捣细，取米半盏放红灰上烧糊，令烟尽，钳于

① 至：原作“止”，据文义改。

润地退火，将小罐烧水一茶碗，俟滚，以糊米入内，滚一二滚，泡椒服之即止，则可进汤药，能食。若再呕依法再用，甚者不过二三次全愈。

呕数日不止，更医至，不书，单用老姜五六钱，煨熟捣碎，以百沸汤一大碗泡，取蛋大白圆石烧红，淬入汤内，乘热服一盏即止。又有止而复呕者，仍用此制汤当茶服，一昼夜全愈，后用调和胃气之药获痊。

湘门得此四方，俱屡试屡验，并治一卢姓，食入反出药水，如是已八日，即与石姜汤进饮，相安。方用北芥子为君，制贡朴、五爪焦姜、藿梗、砂仁、焦术、法夏、香附、天台、竹茹姜汁炒，以此汤和煎，进二剂相安，取覆椿咽巴巴五个则不反矣。

卷之三

产后门

产后血晕

产妇忽然昏眩卒倒，不省人事，口噤气冷，谓之血晕。此由坐草时，不知用防血晕等方所致。其症有二，宜分别治之。

血来太多，卒然昏扑者，此气血太虚也，急用铁秤锤烧红淬醋中，对产妇鼻孔熏之，使醋气嗅鼻，血晕必醒，清魂散主之。

清魂散

人参五钱　泽兰叶钱　荆芥穗炒黑，二钱　川芎钱　炙草钱

或加当归钱，共为末，童便、热酒调下。

歌曰

清魂散用泽兰叶，荆芥祛风兼理血，
人参甘草并川芎，产晕服后神魂帖。

血来少，恶露未尽，腹痛昏眩者，亦用上嗅鼻法令醒，黑神散主之。

黑神散

当归　熟地　白芍　蒲黄炒　黑姜　上桂　黑豆　甘草各药四钱　黑豆半筒，炒去皮

共为末，童便、热酒调下，或合煎童便，热酒兑服。

歌曰

黑神散中熟地黄，归芍甘草桂黑姜，
蒲黄黑豆童便酒，消瘀下胎痛逆忘。

又方　用陈荆芥穗，灯上燎焦黑存性，每服三钱，童便、少酒调下极妙。若新芥穗，先于柴火上炒黑，又于桐油灯上再炒存性，合上清魂散服更稳。

产后子宫脱出

产妇平日气虚，临产用力太过，致子宫脱出不收，宜服补中益气汤方见卷首。外用荆芥穗、藿香叶、臭椿树皮等分，剉碎煎水，不时淋洗子宫，即收。

录《纲目》方　产后补虚破血

人参血运，同苏梗煎，童便、酒兑服；不语，同石菖蒲煎服；发喘，用苏木汤兑服一钱；秘涩，同火麻仁、枳壳，丸服；诸虚，同当归、猪肾，煮食。

当归血痛，同黑姜灰煎服；自汗，同黄芪、白芍煎服。

苏木血运、血胀①、血噤及气喘欲死，煎服。

马齿苋破血，治产后虚汗及血痢。

泽兰叶、益母草、蒲黄、阿胶、桃仁、羊肉随采用。

油菜子行滞血，治产后一切心腹痛。

红花血运，煮酒服，下恶血胎衣。

红曲擂，滚酒泡服。

续断血运，寒热心下硬，煎服。

百合血运、狂言，水煎，童便兑。

香附狂言，生研，姜枣煎服。

漆器烧，烟熏。

米醋煅炭淬熏，铁秤锤淬熏，韭菜叶捣放锡壶内烧滚沃熏，童便滚

① 血胀：病证名，即瘀血停滞所致鼓胀。《医钞类编·胀病门》："血胀，瘀蓄死血作胀。"

酒兑。

贯众心腹痛，醋炙，研末服。

艾叶血不止，用老姜煎服立止；感寒腹痛，焙熨脐上。

百草霜同白芷，末服。

椿白皮煎水服。

凌霄花煎水服，主产后恶漏淋漓。

桑白皮炙，煎服。

荆芥穗炒黑，主产后中风痉直，口噤，寒热并作，不省人事，水煎童便兑，或加当归。

黑豆炒焦，水煎，冲酒服。

产后乍见鬼神

心主血，血去太多，心神恍惚，睡卧不安，言语失伦，如见鬼神，俗医不知，呼为邪祟，误人多矣，宜茯神散主之。

茯神散

茯神　志肉　人参　当归　生地　炙草　桂心　辰砂　柏仁

煎汤，煮豮[①]猪心服。

歌曰

生地参归茯志桂，炙草辰砂柏仁配。

如心下胀闷，烦躁昏乱，狂言谵语，如见鬼神者，此败血干心，心不受触，便成此症，芎归泻心汤主之。

芎归泻心汤

蒲黄　丹皮　桂心　归尾　川芎　延胡　五灵脂

童便兑。

---

① 豮（fén 汾）：阉割过的猪。

歌曰

芎归泻心延胡桂，丹蒲五灵童便兑。

产后心痛

心者血之主，宿寒内伏，因产后虚寒，血凝不行，上冲心之络脉，故心痛也。但以大岩蜜汤治之，寒去则血脉行而经络通，心痛自止。若误以败血攻之，则虚极，寒益甚，渐传心之正经，变为真心痛而死矣。

大岩蜜汤

当归　吴萸　干姜炮　炙草　桂心　细辛　酒芍　独活

歌曰

大岩蜜汤姜桂吴，归芍草独细辛除。

一方　治血气痛，用羊屎树兜即紫薇花煎水服即止，或酒煎亦妙，久痛皆效。

一方　杉荆子一两一名王扫子，天台一两，煎汤，水酒兑服，神效。

一方　名糖楂煎。山楂一两炒成炭存性，红沙糖一两即白沙糖①炒枯，同煎，童便、水酒兑服，神效。或有热，加青蒿用童便浸一宿，晒干三钱。

一方　紫荆花树根肉皮为末，醋糊丸樱桃大，每用酒化一丸。

一方　取芳乌苞树根下之细根钱半，煎水，用水酒兑服此药分量不宜多，多则止血生病。

录《纲目》方　治血气痛

丹参破宿血，生新血。

---

①　白沙糖：原作“白流糖”，据文义改。

川芎、延胡煎水，酒兑。

天仙藤炒碾，童便、滚酒泡服。

荷叶炒香，煎水，童便兑服。

紫荆皮醋糊丸服。

伏龙肝酒服立下。

鸡冠花水煎，酒兑。

蟹爪酒、醋煎服。血不下煮蟹食之。

干漆产后青肿瘀痛及血气水疾，同麦芽，煅碾，酒服。

山楂、黑川糖。

鬼箭羽同当归、红花煎服，或合四物汤煎服。

至红曲、牛膝、姜黄、郁金、秦椒、桂心、白蔻、丁香，随取用。

产后腹胀满闷呕吐恶心

败血散于脾胃，脾受则不能运化津液而生腹胀，胃受则不能纳水谷而生呕吐，不得作平常胀呕治之，宜用抵圣汤。

抵圣汤

赤芍　半夏　泽兰　陈皮　人参　炙草　煨姜

歌曰

抵圣赤芍半夏泽，参陈炙草煨姜得。

亦有伤食而腹胀呕逆者，以脉辨之，因瘀血则脉弦涩，不恶食而呕多血腥，因食则脉滑，而呕多酸臭，加味六君子主之。

加味六君子汤

白术　茯苓　半夏　陈皮　甘草　山楂　姜黄　煨姜

歌曰

苓术半陈草楂姜。

产后口干痞闷

产妇脏气本虚，宿食积冷，胸腹胀痛，呕吐恶心，饮食减少，亦因新产气血暴虚，风冷乘之，致寒邪内胜，宿疾益加，宜用吴茱萸汤。

吴茱萸汤

吴茱萸炮　干姜炮　炙草　半夏　当归　茯苓　细辛　桂心　陈皮　煨姜

歌曰

吴姜炙草半夏苓，当归辛桂煨姜陈。

若因胎衣未下，恶露不来，肚腹胀大绷急如鼓，呕吐黄水多带腥臭，加喘者，死。

若因平素多疾，产后妄投汤丸，重虚其内，神少气乏，干呕者，死。

产后咳嗽

肺主气，气为卫，所以充皮毛密腠理也。产后气虚，皮毛不充，腠理不密，风寒袭之，先入于肺，致成咳嗽。其症发热恶寒，鼻塞身重，或多喷嚏清涕，加减参苏饮。

加减参苏饮

沙参　苏叶　前胡　云苓　杏仁　半夏　桂枝　甘草　陈皮　当归　桔梗

歌曰

加减参苏前茯杏，半桂草陈归桔梗。

若因恶露上攻，流入肺经，致成咳嗽，其症只胞[1]膈胀闷，

---

① 胞：诸本同，疑为“胸”之误。

宜服苏杏汤。

苏杏汤

苏木　杏仁　茯苓　人参

歌曰

苏木杏茯与人参。

产后气喘

营主血，卫主气，产后血下过多，营血暴竭，卫气无主，独聚肺中，故令喘促。此名孤阳绝阴，最为难治。急取鞋底炙热于小腹上下熨之，次服景岳真元饮、大补元煎、都气汤、理阴煎选用。

真元饮　治气短似喘，呼吸促急，提不能升，咽不能降，气道噎塞，势剧垂危者。常人但知气急而不知元海无根，亏损肝肾，此子午不交气脱症也。妇人血海常亏者多有此症，凡诊此脉必微细无神。倘庸众忽略不知，妄云痰逆气滞，用牛黄、青、陈、枳壳，则速其危。

当归　熟地　甘草

歌曰

真元饮治气短促，熟地当归甘草足，

元海无根肝肾损，休称气滞痰凝属。

如兼呕恶或恶寒者加煨姜；气虚脉微者加人参；肝肾阴虚、手足厥冷者加肉桂。

大补元煎　治男、妇气血虚，精神耗《景岳新方》。

当归　熟地　人参　淮药　山茱萸　杜仲　枸杞　炙草

歌曰

大补元煎补阵魁，人参熟地杞当归，

山茱杜仲淮山草，逆挽先天失所为。

如元阳不足多寒者，加附、桂、黑姜；气虚加芪、术；血滞加川芎去山茱，加故纸、五味。

都气汤

熟地　枣皮　淮山　丹皮　茯苓　泽泻　五味

歌曰

地枣淮丹苓泻味。

理阴煎《景岳新方》　凡脾肾中虚等症，真阴不足，虚弱胀满，呕哕痰饮，恶心吐泻，妇人经迟血滞，并宜用之。

熟地　当归　甘草　干姜炒　肉桂

歌曰

理阴煎治真阴虚，熟地甘归姜桂居，
胀满恶心呕泻痛，经迟血滞服之舒。

若肺脉疾大，火盛克金而痰作者，宜服干姜甘桔汤。

干姜甘桔汤

桔梗　甘草　干姜炒　陈皮

歌曰

甘桔陈皮及干姜。

若血入肺，面赤发喘欲死者，宜服参苏饮。

参苏饮

苏木　人参

产后腰痛

肾主腰，胎系于肾，产后胞脉虚则肾气虚，故腰痛或耳鸣，宜服加味地黄汤。

加味地黄汤

杜仲　当归　续断　熟地　茯苓　泽泻　丹皮　山药　枣仁　歌见汇方

若败血流入肾经，带脉阻塞，腰痛，其症胀痛如刺，时作时止，手不可近，宜服复元通气散。

复元通气散

当归　正芎　小茴炒　故纸盐水炒　延胡　牛膝　丹皮　桂心　乳香

歌曰

复元通气芎纸归，牛膝延丹桂乳茴。

若因产时起伏闸闼[1]，挫闪肾气及带脉，致腰疼，亦用上复元通气散。

产后遍身痛

产时骨节开张，血脉流散，经络肉分之间血多凝滞，故腰背手足不能转侧屈伸而痛，又或寒热如疟，蓐劳自汗，头目昏眩，不得误作风寒，浪投汗剂，重虚其表，宜趁痛散、茯苓散二方主之。

趁痛散

当归　桂心　白术　牛膝　黄芪　独活　炙草　薤白即藠头　生姜

歌曰

趁痛散用归术桂，芪独膝草藠姜配。

茯苓散

当归　川芎　茯苓　黄芪　桂心　白芍　人参　熟地

猪腰子一对，去膜切片，同药煎。

歌曰

茯苓散茯芎桂心，归芍芪地猪腰参。

---

① 闸闼（zhèngchuài 正踹）：挣扎之意。也作“挣揣”。

有妇产后自腰至腿疼痛，右手背自高骨前至指筋节俱痛，手不能举，指不能握，延湘门诊视，其脉濡紧，是因寒滞瘀，故关节肿痛。用前趁痛散二剂，身痛减半，惟手如常。改用舒筋散加乌药、香附、侧柏、苏杆、老姜，一服稍减，连服二剂，肿消痛减。手不能举握，又守方，桂易薄，桂横行手臂，加寻骨风二钱，南星片一钱，进二服，其肿尽退，其指能握。减南星又二服，腕能运动。连进十余剂，方得全愈。

舒筋散歌括

舒筋散用上浔桂，醋炒延胡当归配，

因瘀血凝滞经络，遇节肿痛此方退。

产后腹痛

产后败血攻冲作痛，乍作乍止，其痛如刺，手不可近，黑神散主之见前血晕。若外受风寒，内伤生冷作痛，得人按摩略止，此虚痛也，宜服当归建中汤。

当归建中汤

当归　白芍　白术　桂心　炙草

歌曰

当归建中归白芍，白术炙草桂心合。

产后儿枕痛

胸中有块，上下时动，痛不可忍，此恶露未尽，新血与旧血相搏而痛，俗谓之儿枕痛，即血瘕是也，宜服当归延胡汤。

当归延胡汤

归尾　赤芍　延胡　蒲黄　桂心　红花

童便、酒兑服。

歌曰

归延蒲芍合为汤，红桂童便酒最安。

羊肉汤　专治虚羸及腹痛、儿枕痛神方。

腈羊肉四两　当归一两　川芎五钱　老姜三钱

共煮浓汤去渣服。

产后头痛

头者诸阳之会，产后去血过多，阴血已亏，阳气失守，故为头痛，但补其阴血，则阳气得从而头痛自止，芎归汤主之方见《达生》。若败血停留子宫厥阴之位其脉上贯顶巅头痛者，宜服加味四物汤。

加味四物汤

生地　赤芍　归尾　川芎　荆芥　蒲黄　黑姜

歌曰

头痛加味四物汤，地芍归芎芥蒲姜。

一方　艾叶一钱，小黑豆一两，煎服神效。

湘门治一妇头痛腮肿，用当归三钱，川芎一钱，芥穗钱半，白芷一钱，黄芩一钱酒炒，炙甘草一钱，生香附三钱，黑豆一囊，艾叶三皮，一服全愈。

又一妇同症，但心胃有热，以酒丹参五钱易当归，进服全愈。

产后寒热录《纲目》方

阳虚畏寒，阴虚发热，产后气血两虚，寸口脉不足为阳虚恶寒，尺部脉微弱为阴虚发热。其症或心胸烦满，或呼吸短气，或头痛闷乱，乍寒乍热，日晡热甚。非若外感憎寒壮热，头痛身痛，脉见急数，日夜不休；又非若真疟，寒则汤火不御，热则冰水不解，发作有时，烦苦困顿。宜十全大补汤见首卷、八味地黄汤见中卷汇辑方。若但大热不除，治宜四物汤见中卷汇辑方加黑姜以摄其阴。盖黑姜能引血药生血，但不可独用，必与补阴药同用，此造化自然之妙。若产后三朝五更发寒热，不头痛，不腹痛，此名曰乳蒸，不必服药。

录《纲目》方

寒热，柴胡。

羚羊角灰主寒热闷胀，酒服。

苦参主烦热。

松花即松树花，壮热同芎、归、蒲黄、红花、石膏煎服。

血竭、黄芩酒炒。

柴葛烦渴煎呷。

壁钱窠①产后咳逆三五日，欲死，煎汁呷之。

产后汗出

血为营行乎脉中，气为卫行乎脉外。产后去血过多，营血不足，卫气失守，故汗易泄出，宜急止之，当服麻黄根汤。

麻黄根汤

当归　蜜芪　人参　炙草　牡蛎煅　麻黄根　浮小麦

煎服。

如眩晕汗出，此名胃汗，虚极也，急用参芪炙草附。

参芪炙草附方药名悉不用歌

黄芪　人参　炙草　熟附块

水煎拘口灌之，若口不开，即用茶匙挑入鼻中亦醒。如汗

① 壁钱窠：又名壁钱幕、壁钱窠幕、壁钱。出自《本草纲目拾遗》："壁钱虫，似蜘蛛，作白幕如钱，在暗壁间。"

出不止，风邪乘入，忽然闷倒，口眼㖞斜，手足挛曲，反张角弓，此危症不治，或用前方亦有可救。

如产后半月忽然大汗、大渴、舌干、发热、面燥，有似伤寒，亦危症也，宜服加味保元汤。

加味保元汤

人参　当归　黄芪　五味　麦冬　桑叶

煎服。

此虚汗，非补不止，须用前药，清中有涩，故有起死回生之妙。

歌曰

亡阳汗出参归芪，麦味桑叶煎勿迟。此汗出亡阳宜急用。

又胃虚自汗，昼日烦热，宜服黄芪六一汤。

黄芪六一汤

炙芪六钱　炙甘草一钱　枣肉一枚

产后虚渴

胃者，水谷之海，津液之府，产后津液内耗，胃气暴虚，顿生内热，故令口燥干渴，宜服加减竹叶汤。

加减竹叶汤

人参　麦冬　生地　花粉　炙草　粳米　淡竹叶

歌曰

宜用竹叶加减汤，参麦地粉米竹甘。

产后中风

诸风振掉，皆属于肝，肝为血海，胞之主也。产后正气暴虚，百节开张，风邪中之，不省人事，口目蠕动，手足挛曲，身如角弓，此风由外中，宜用愈风汤。

愈风汤

当归　川芎　白芍　黄芪　肉桂　天麻　秦艽　白附

歌曰

愈风芪归芎芍艽，天麻白附浔桂高。

若神昏气少，汗出肤冷，眩晕卒倒，手足瘛疭，此肝虚生风，风由内生，宜服当归建中汤。

当归建中汤

黄芪　人参　肉桂　附块　当归　白芍　钩藤　甘草

歌曰

当归建中汤又异，参桂附芍甘钩芪。

产后伤风伤寒

气血俱虚，营卫不守，起居失节，调养失宜，伤于风则卫受之，其症鼻塞身重，头项痛，腰脊强，发热恶风，自汗，脉必浮缓。伤于寒则营受之，其症亦鼻塞身重，头项痛，腰脊强，发热但恶寒无汗，脉必浮紧。此皆足太阳表症，不得照寻常通用表剂治之，宜用补虚五物汤随症加减。

补虚五物汤

人参　当归　川芎　白芍　炙草

姜、葱引。

有汗伤风本方加桂枝、桔梗、防风，无汗伤寒本方加麻黄、细辛，寒热往来本方加柴胡，头痛加藁本，遍身痛加羌活，但热不寒加柴胡、干葛，发热而渴加麦冬、花粉、黄芩。

歌曰

五物汤用参归芍，川芎炙草姜葱合，

有汗加桂桔防风，无汗麻黄细辛着，

往来寒热加柴胡，头痛加藁身羌活，

发热口渴麦花芩，但热不寒加柴葛。

产后疟疾

气血俱虚，营卫不固，脾胃未复，或外感风寒，内伤饮食，皆能成疟。又有胎前病疟，产后未愈者。产后之疟最难调理，宜补虚扶正气为主，正气胜则邪气自退。不可轻用截药，重虚正气，为害甚大。宜服加减柴胡四物汤。

加减柴胡四物汤

柴胡　人参　半夏　炙草　当归　川芎　干姜炮　肉桂

若久疟加黄芪、鳖甲醋炙。

歌曰

加减柴胡四物汤，参半归草芎桂姜。

产后痢疾

无积不成痢，产母饮食过倍，脾胃受伤，兼湿热停滞成痢。赤则属热，白则属湿，俗云赤为热白为寒，非也，宜审症治之。

腹中胀痛，里急窘迫，身热口渴，六脉数实，用小柴胡汤见汇方加厚朴、木香、黄连下之。

如下痢赤白，腹痛窘急，身不热，口不渴，脉沉数无力者，此虚痢也，宜行气和血，用当归芍药汤。

当归芍药汤

当归　人参　白芍　茯苓　炙草　木香　枳壳　黑姜　陈皮　乌梅

歌曰

当归芍药与参苓，木香枳草姜梅陈。

如久痢不止，滑脱不禁，此气虚血少，宜四君子汤见首卷加白芍、乌梅、粟壳治之。

又有恶露不下致败血渗入大肠而下鲜血者，腹中刺痛，里不急后不重是也，宜用枳壳、荆芥，研末煎服。

产后泄泻

产后外伤风寒，内伤生冷，致脾胃疼痛，泄泻不止，宜服理中汤。

理中汤

人参　炙草　白术　黑姜

如泄不止加肉豆蔻面裹，煨去油。

歌曰

理中汤主理中乡，炙草人参术黑姜，

呕利腹痛阴寒甚，或加附子总扶阳。

产后浮肿

产后败血乘虚流入经络，凝滞不行，腐化为水，故四肢浮肿，乍寒乍热，勿作水气遽用渗利，宜服调经汤。

调经汤

当归　赤芍　丹皮　桂心　炙草　陈皮　细辛　干姜炮　赤苓

歌曰

调经丹桂芍归苓，陈草干姜并细辛。

如腠理不密，外受风湿，面目四肢浮肿者，加味五皮饮主之。

加味五皮饮

广陈皮　桑白皮　老姜皮　茯苓皮　大腹皮　炙甘草　汉防己　山木通

歌曰

陈柏姜苓大腹皮，草已木通服自知。

产后手足目肿面浮，每至下午两足秘痛则肿，口渴，用前加味五皮饮，如不效，湘门细阅《医通》，拟以芎、归加桂枝、陈皮，一服效，数贴全愈。

产后气喘大汗

产后气满大汗，面唇俱白，脉缓无力，此属虚寒症，宜加味补血汤。

加味补血汤

蜜芪五钱　秦归三钱　明党四钱

或脉虚面红，此虚中挟火，加童便炒黑栀仁八分，水煎服。

产后咳逆

此气从胃中上冲喷门吃忒[①]而作声也，有胃气虚寒而咳逆者，有冲任虚火直犯清道而咳逆者，有大小便闭下焦不通气上而咳逆者，有胃气将绝而咳逆者。大约产后咳逆多属胃虚气寒，宜服加味理中汤。

加味理中汤

人参　白术　炙草　干姜　丁香　柿蒂

歌曰

宜服加味理中汤，参术姜草蒂丁香。

有热去丁香加竹茹。如虚羸太甚，饮食不思，咳逆者，此胃绝不治。

产后胁痛

厥阴之脉循行胁肋，产后败血流入肝经，胁下胀痛，手不

① 吃忒：即呃逆，又称咳逆哕。《儒门事亲·治病百法·咳逆》："咳逆，俗呼曰吃忒。"

可按，属瘀血为患，宜去瘀，用芎归泻肝汤。

芎归泻肝汤

归尾　川芎　青皮　木香　赤芍　红花

童便兑。

歌曰

芎归泻肝芎归尾，芍木青红童便兑。

如喜人手按，其气闪动肋骨，状若奔豚，此去血太多，肝脏虚痛，宜当归地黄汤。

当归地黄汤

当归　白芍　熟地　人参　粉草　陈皮　肉桂

歌曰

当归熟地与白芍，人参粉草桂陈合。

产后霍乱吐泻

产后血去气损，饮食易伤，风冷易乘，少失调理，即生霍乱，心腹绞痛，手足逆冷，吐泻并作，宜服藿朴理中汤。

藿朴理中汤

人参　白术　炙草　干姜炮　陈皮　藿香　厚朴姜汁炒

歌曰

宜服藿朴理中汤，参术草陈姜朴香。

产后大便闭

人身肠胃中能使糟粕运行者，气也；滋养津液灌溉沟渎者，血也。产后气虚不运，故糟粕壅滞而不行；血虚不润，故沟渎干涩而不流。大便不通乃虚证，不可误用下药攻，宜服润肠丸。

润肠丸

当归　川芎　白术　熟地　麻仁炒　苏子　人参　甘草

郁李仁去壳

蜜糖引。

歌曰

润肠当归芎术地，麻李参草苏子蜜。

又有产后郁冒多汗，汗多则大肠津涸，传道艰难涩痛，宜用麻仁、苏子煮粥啜下，兼服滋肠五仁丸。

滋肠五仁丸

杏仁去皮尖　桃仁　橘红　柏子仁　松子仁　郁李仁

歌曰

滋肠五仁杏桃松，橘红柏李蜜丸通。

蜜丸或加麻仁、当归梢，或煎服亦可。

一妇已生二子，至四十余岁又妊，仅六七月，因腹痛误药，水瘀俱下欲产，医治罔效。至五六日腹痛更甚，心胸满闷难当，延湘门诊视，面色白，脉沉细歇指，舌黑大半，不问而知胎已损也。因以芎归合保元见前加人参五分同煎服，一时胎衣俱下，青臭不堪，保妇无虞。但便闭三日，此是气血不足，湘门用芎归合保元，无人参①加火麻仁养血补气润肠，令待数日自通，至四日湘复往。有一医称治此病神效，其夫延至家，用归芎甘庄名元戎四物汤一服，不久便通，医夸谈而去。次早又延至复脉，医令尽剂，即刻呕泻，昏倒不省人事，忙进十全大补汤罔效。仍延余理治，用四君子汤方见首卷加丁香、白豆蔻、熟参一钱，浓蒸拘口灌入一盏，半时略醒，尽剂方苏。盖此通方非体实不可用也，特表以为戒。

① 人参：原作大参，据文义改。

产后小便不通或短少

膀胱者，州都之官，津液藏焉，气化则能出矣。产后气虚不能运化流通津液，故令小便不通，虽通而亦短少，勿作淋秘轻用渗利，宜加味补中益气汤。

加味补中益气汤　即本方加车前、麦冬、赤苓益气汤见首卷中风。

若恶露不下，败血停滞，闭塞水渎，其症小腹胀满刺痛，乍寒乍热，烦闷不安，宜服加味四苓散白术、茯苓、猪苓、泽泻加红花、苏木。

产后小便涩痛成淋

肾为至阴，主行水道。去血过多，真阴亏损，一水不足，二火更甚，故内生热症，小便涩痛成淋，宜服导赤散。

加味导赤散

生地　赤芍　木通　麦冬　黄柏　知母　桂心　甘草梢

灯芯引。

歌曰

加味导赤是地冬，知柏桂草灯芍通。

又单方　治小便不通，腹胀，命在须臾。

炒盐五钱，麝一分，共填脐中，外布葱叶，将艾于葱上炙，使热气入内，小便自通。

产后诸淋

取紫荆花树肉皮五钱，半酒半水煎，温服效。

产后尿血

小腹痛乃败血流入膀胱，若尿止涩痛出血，小腹不痛，此内热也，宜服小蓟饮子。

小蓟饮子

生地　赤芍　木通　蒲黄　淡竹叶　滑石　甘草梢　藕节　归尾　栀仁炒黑　小蓟根

败血加红花，内热加黄芩、麦冬。

歌曰

小蓟饮子藕蒲黄，赤芍通滑生地襄，

归草黑栀淡竹叶，血淋热结服之凉。

产后小便数及遗尿不禁

下焦如渎，所以主潴泄也。产后气血虚脱，沟渎决裂，潴蓄不固，水泉不止，故数而遗也。下者举之，脱者涩之，宜用升阳调元汤合桑螵蛸散。

升阳调元汤[1]合桑螵蛸散

人参　黄芪　炙草　升麻　益智仁

煎调桑螵蛸散。

桑螵蛸　牡蛎煅

共研细末。

歌曰

升阳调元参芪草，益升煎汤调螵牡。

又有临产稳婆用手误破胞，致小便不禁者，宜服参术汤、补脬饮。

参术汤

人参　白术　桃仁　陈皮　茯苓　黄芪　炙草

用猪脬或羊脬一个，洗净煮汤一碗，去脬入药煎，食前多服。

---

① 汤：原缺，据文义补。

歌曰

参术桃陈苓芪草。

补脬饮

生熟绢黄色者一尺　丹皮取白色者　白及各二钱

用水一碗煎至绢烂如饧，服之，勿作声，作声无效。

《千金》方　治产后小便不禁。

白薇　白芍

共为末，酒调下。

又方　以黄绢用白炭淋汁煮烂，入蜜蜡、茅根、马勃同煎，日服。

产后不语

人心有七孔三毛，产后败血停积，闭于心窍，故多昏愦。又心气通于舌，心气闭则舌硬不语，宜服七珍散。

七珍散

人参　生地　川芎　细辛　防风　辰砂　石菖蒲

歌曰

七珍散用参辰砂，芎地细防石菖佳。

又有言语謇涩含糊，此由血去过多，心气失守，不能上营于舌，宜服加味参麦散。

加味参麦散

人参　麦冬　归身　生地　炙草　五味　石菖蒲

歌曰

参麦归地草味蒲。

猪心一个，劈开入药同煎，去药食心、汤，并治怔忡等症。

产后暴崩

产后冲任损伤，或恣情欲劳动胞脉，或食辛热鼓动相火，或恶露未尽固涩太速，宜四物汤见首卷调经类倍川芎、当归，各视所伤加减。因房劳者，本方加黄芪、阿胶、艾叶、炙草；因辛热者，本方加白术、茯苓、甘草、黄连；因劫涩者，本方加桃仁、香附。

如崩久不止，本方调十灰散见首卷崩漏服之。盖崩非轻病，产后尤不可忽。

产后蓐劳

蓐劳者，因生产艰难，疲极筋力，忧劳心虑，或调养失宜，虚风客之，致令虚羸喘乏，乍寒乍热，百节疼痛，头痛自汗，肢体倦怠，咳嗽痰逆，腹中绞痛。当扶正气为主，余皆从末治之。宜用加味芎归汤加荆芥末、益母草煎服。

加味芎归汤

当归　川芎　荆芥穗末　益母草

共煎服。

有热加酒炒柴胡，有寒加黑姜，有瘀加山楂炭，鼻衄加麦冬，夜热加地骨皮，有痰加白芥子，宿食加炒曲，余药不可浪加。

辑验案单复方

产后气血亏

妇人初生后十余日，头痛，畏寒夜热，腰腹胀痛，不思饮食，神衰气短，唇红口渴，其脉两寸微弱，乃气血大亏之候，宜审症治之。

蜜芪八钱　当归六钱　熟地八钱　条参蜜炒，四钱　炙草钱上熟桂钱　制杜仲二钱　续断酒炒，二钱　砂仁姜汁炒，一钱　川膝

钱　黑姜灰四分

黑豆一龚炒枯合煎，服二剂，诸症自除，食可稍进。或神气未足，仍以本方减桂、膝，又进数剂全愈。此湘门试验良方也。

妊妇阴户翻突红肿

妊妇阴户翻突红肿，延诊视，询其妇，素性燥暴，想故是肝脉络阴器，气虚胎热兼以郁火下逼致病。诸医有用导赤散加味者，有用升提者，多不效。湘门以补中益气汤加减治之，外用桃叶煎浓汤熏洗，日三五次，至次日少减，守方五日全愈。

加减补中益气汤

黄芪　陈皮　人参　柴胡　升麻　粉草　丹参　条芩　香附　干地　芥穗

煎服。

妇人气痛

妇人气痛，取椿树上油，焙枯研末，粘米烧酒泡服，不拘远年近日，服之即效。

治妇人眉心痛

凡妇人眉心痛，多是少阴客邪，随太阳陷入阳明，湘门常治此病用六味地黄汤见汇方加羌活，一服即愈。

妇人寒湿着筋

有妇于三伏头晕言乱，腹痛脐，续手足痛，牙紧，湘门以姜桂理中汤见汇方一剂，脐腹愈，但手足牙关俱痛，又进独活寄生汤见汇方二剂，略减，又用独活汤见汇方二剂。其手足痛时即屈不能伸，四肢俱冷，脉亦沉紧，此病系寒湿着筋，旋用五积散见汇方加附片、秦艽、苏干、生姜同煎，一服减半，连服六贴全愈。

肥人眩晕眼花

治肥人眩晕眼花宜清痰祛眩汤。

清痰祛眩汤

歌曰

清痰祛眩南星半夏，陈皮天麻苍术川芎茯苓，

桔梗枳壳乌药黄芩甘草，　肥人眩花此方平。

腋下肿痛

凡少阳湿热留滞则腋下肿痛，宜用小柴胡汤加减治之。

小柴胡汤见汇方加抚芎、枳壳、枳实，去人参加龙胆草。

体肥痰盛加白芥子；有痰聚而痛者，导痰汤见汇方加柴胡为向道，柴胡系少阳药也。

腋　汗

汗，经云：阳气有余，为身热无汗；阴气有余，虽多汗身寒。其腋汗、胁汗，须知从阴阳交互时及阴阳交互处发泄者，皆阴阳不和，半表半里症也，宜小柴胡汤、逍遥散治之。湘门常治妇人经水不调、微咳、腋冷汗甚多，用八味逍遥散见首卷调经类十余剂愈。至经调后，因他病所触，腋汗仍发，用小柴胡汤及逍遥散二方，每次间服二三剂，数次全愈。

狐臭五方

陀僧[①]五钱研细，用大糯米半盏，渥饭和捣作两饼，敷两胁下，三日一易，如法制，一连三次，至九日。若未愈或愈后复发，缓月仍依法制，亦以三次。重者内服逍遥散见首卷闭经类加

① 陀僧：即密陀僧。

青皮、吴萸、荜澄茄。

用枯矾、蛤粉、樟脑上片、真麝共为末，和糯米饭作饼夹之，臭随饼出，永不再发。但此饼须埋在土内，勿令触人。

陀僧为末，用无糖心面包子，出笼急切开，将末敥上，乘热夹之，一二次愈。

檀香、木香、零香、麝香合为末，用袋盛，挂腋下可除。

用枝元核、胡椒二十七粒合碾细，遇汗出擦之，须数次即愈。

汗斑方用

陀僧　硫黄　川椒　海螵蛸

共为细末，用老姜切片，蘸药末遍擦患处，或加明雄、荜澄茄亦效。

赤白风丹

治赤白风丹验方

制首乌五钱　当归钱　防风二钱　芥穗钱　石菖蒲钱　蒺藜三钱，炒碾　蝉脱去翅足，十五只　川柏钱，酒炒　两宝二钱，即银花

歌曰

防风荆芥石菖蒲，蝉脱蒺藜归首乌，

加上黄柏并两宝，赤白风丹一扫无。

又方　用补中益气汤方见首卷加防风二钱，紫浮萍烧红，瓦上焙干五分，煎服，效。

又方　赤，用石朱水磨，开水、酒兑服，效；白，取枫树梲上干菌名灵芝煎水，烧酒兑服，效。

又一法　用鱼罾①炽热揩之，亦效。

一方　治妇人一生不能食肉，食则顷刻遍身生赤白风丹，其痒异常，用芥穗四分，白芷五分，升麻八分酒炒，香附钱酒炒，楂肉钱半，银花八分，栀仁钱二分酒炒红黑色，穿山甲七片头、颈、身、四足各一片，酒炙成珠，碾碎，天丁②三枚，石膏钱，归尾五分，同煎。

惟用此药如法炮制煎好，先将肉煮熟连汤服之，随即将前所煎之药一气服完，发出丹毒，一次即愈。再用黄帚子树根炒肉吃，以断其根，自后食肉永无此恙。

小儿遍体有红肿痒极，与风丹无异，医用消风败毒药更甚。延湘门治，即询其病候，每日下午则发，至天明自愈，思是血热生风，遇风药辛热则燥甚，拟用干地三钱，当归钱，麦冬去心二钱，天冬钱半，牛子二钱炒碾，僵蚕钱半姜汁炒，侧柏叶钱等味，凉血润燥，消风散肿，一服效，三服全愈。

一法　治遍身生疹痒极及麻痘前后痒，摘松毛③一枝放火上炽洋④，满身揩擦，神效。

治癣数方

治一切顽癣神验方

生白矾　生南星　白芷梢

等分碾细末筛过，加银珠水粉和乳匀。每将癣剃破，先用片糖搽之，然后用药擦之一二三次，数日全愈。

---

① 罾（zēng 增）：《说文》：“罾，鱼网也。”

② 天丁：皂角刺别名。

③ 松毛：松叶之别名。

④ 洋：诸本同，疑为“烊”。

铜钱癣　取古铜钱一个，用酽醋①少许浸，待起绿②，剃破癣，指涂采擦之，数次愈。

荷叶癣　取牛舌大黄根磨醋，剃破擦之，数次愈。

治牛皮癣　用销牛皮、灶上黑土三钱，寒水石三钱，白矾二钱，花椒钱半，共碾细末，猪油调搽，并治膝湾牛压癣亦效。

肌　衄

血从毛孔出者为肌衄。脉数，当归补血汤；脉浮，黄芪建中汤；脉弱，保元汤；脉盛，当归六黄汤。方俱见前。

滑伯仁治一妇体肥气盛，因无子常服暖子宫药，积久火盛，迫血上行为衄。衄必升，余医者独以为上实下虚，用丹剂镇坠之药。经云：上者下之。今气血俱盛，溢而上行，法当下导，奈何实实耶？即与桃核承气三四下，瘀积既去，继服既济汤十余剂而愈。

桃核承气汤即桃仁承气汤

桃仁　桂枝　甘草　大黄　芒硝

歌曰

桃仁承气五般奇，甘草硝黄并桂枝，

热结膀胱小腹胀，如狂蓄血最相宜。

既济汤

党参　石膏煨　竹叶　麦冬　半夏　甘草　熟附子　生姜　粳米

同煎。

歌曰

---

① 酽醋：原脱，据抄本补。

② 绿：原作“录”，据抄本改。

既济汤用参石膏，麦冬竹叶夏甘饶，

熟附生姜同粳米，瘀积已去继服高。

治妇人血箭

一方　治妇人血箭此无故一孔出血，用生腈肉一片，贴之即愈。

治妇人鼻孔生红毛

一方　治妇人鼻孔生红毛，长尺许，用盐醋浸之即愈。

治离魂病案

一妇头昏心不安数日，忽视镜内有两脸，形容不异，转顾竟有两人并立，即告姑与夫，疑是邪祟，请巫医两治月余罔效。湘门无眼科常用磁朱丸，查《纲目》“丹砂性”，注此病名曰离魂，用辰砂钱，人参二三分，茯苓五钱，浓煎日饮，真者气爽，假者化也。《类编》云：钱丕少卿，夜多恶梦，通宵不寐，自虑非吉，遇邓州推官胡用之，曰昔常如此，有道士教戴辰砂如箭镞者，浃旬即验，四五年不复有梦。因解髻中一绛囊遗之，即夕无梦，神魂安静。道书谓丹砂辟恶安魂，观此二事可征矣。

尻　痛

尻乃足少阴与肾脉所过之处，属厥阴。若肾虚者，六味丸见首卷调经类加肉桂治之，不愈加鹿茸；肥人属湿痰，二陈汤合二妙散见汇方；有因死血作痛者，用当归、赤芍、牡丹、桃仁、延胡索、生牛膝、山甲、肉桂之类，不应加地龙、生附子。

足跟痛

妇人肾脏阴虚，则足胫时热而足跟痛，宜六味丸见首卷调经类加龟板、肉桂；阴虚不能久立而足跟痛，宜八味丸见首卷调经类；挟湿重着而肿，宜兼湿治之；肥人湿痰流注，宜导痰汤见汇方加木瓜、萆薢、防己；虚人用补中益气、十全大补汤俱见首卷调经类并少加附子为引。此病惟妇人患者多。

足心痛

足心及踝骨热疼者为肾虚，湿着命门，火不归经，宜肾着汤方见汇方下八味丸见汇方；肥人多湿痰流注足心作痛，但久坐卧起则痛甚，行动则缓，宜肾着汤合二妙散俱见汇方。慎勿用补肾药及血药助阴，愈增其剧。

戴人治一人，两膝髌屈伸有声，剥剥然，此筋湿也。湿则筋急有声，缓者不鸣，急者鸣也。乃一涌一泄上下去其水，水去则自然无声矣。

足臀热痛难当

当归二钱　干地三钱　独活钱半　秦艽钱，酒炒　宣木瓜钱　北风钱　防己钱，酒炒　血龟板二钱，炙，用水酒淬数次，以黄脆为度

水煎二三服。效后再发，亦如法三剂，数次全愈，不复发矣。有寒湿痛而不热，喜火炽者，减防己加附片钱。此屡验方也。

妇人足趾及两边痛

妇人足趾及两边痛，想是血虚风湿乘入，久而反热。湘门常以胶艾四物汤滋阴养血，加威灵仙顺气清痰，搜风散湿，一服捷效，守方全愈。

极熟干大怀地六钱，或用制首乌亦可　川芎钱半　秦归二钱，或用酒丹参亦可　白芍钱半，用烧酒炒　黑驴胶蒲黄炒珠，三钱　威灵仙二钱，酒炒　艾叶五皮，烧酒炒

脚丫作痒

又妇人脚丫作痒，乃从三阳风湿下流凝结不散，故先作痒，而后生湿烂，又或足底弯曲之处痒湿皆然，宜用枯矾散。

枯矾散

枯矾五钱　煨石膏三钱　轻粉三分　黄丹三钱

上为末，温汤洗净，搽药即愈。

产后乳汁不通

初产之妇乳方长或乳脉未行，产多之妇气血弱或乳汁短少，并宜服加味四物汤。

加味四物汤

当归　川芎　赤芍　生地　桔梗　甘草　麦冬　芷梢

如身体壮热，胸膈胀闷，头目昏眩，加木通、滑石，更用猪蹄一对，洗净煮烂，入葱调和，再用炒过川山甲共煮，去甲食之，神效。外更用葱汤频洗。

乳不足数方

又方　生绵芪一两，当归五钱，白芷五钱，通草钱半。先用猪蹄一对拣尽，黑猿猪前脚煮汤，去沫后入前药同煎，水酒兑服，服后须覆面睡，一时用手揉擦而乳长流矣。此方耀楚屡试屡验，更有不终剂而乳长流者。

新产者猪蹄不必用。《达生编》无通草，体壮加红花五分以消恶露。

又　乳不足或病后无乳，取牛附子四两去粗皮，切用，用猪腈肉半斤和炒，淬水酒、酱盐，连汤服之，神效。附子无味，少服亦可。

又方　取泉水内小虾子七钱，膀胱子七钱，取净黑母猪前足蹄一只，要脚湾内有五七九单孔者，加盐、酒和煮糜烂，一并数次服之，其乳即足。体极虚者，另用当归三五钱，焦术三钱，云苓三钱，煎浓汤，用布揪汁碗盛，将上法肉汤兑服更妙。此屡试屡验神方。

录《纲目》方　下乳汁

母猪蹄同通草煮食，饮汁。

花粉酒水煎服。

王不留行通血脉、下乳汁之神品，水煎，酒兑。

穿山甲炙碾，酒服二钱，名涌泉散。

羊肉及鹿肉各作浓食。

回乳方

产后无子食，乳欲回转者，麦芽炒碾，白汤泡服三钱，缴脚布勒乳一夜即回。一方有神曲不可用，恐致后无乳。

断乳方

山栀三钱烧存性，明珠砂，共研乳细末，入清油、轻粉三厘调匀，俟儿睡时画于两眉，醒后自不吮乳。

妇人乌发方

当归两　云苓皮五钱　生首乌三两　侧柏叶尖两　桑树叶尖三钱　老姜皮三钱

滚水泡，每日搽之，即发脱亦能生矣。

治发少及不生发三方

治发少用侧柏叶阴干为末，和香油搽之，发生且黑。

用羊粪入鲫鱼腹中烧红，瓦上焙干成灰存性，和香油搽之，数日即长。

生大疖后，结肉无发，取黄牛粪乘热敷之，日易之，数日即生。

浸油光发方

甘松三五钱　排草两　灵草五钱　白芷梢五钱　嫩桂枝五钱　马尾归五钱

头生风皮方

用株树叶煎浓汤洗发，每洗能愈一月，或用老姜自然汁、水、酒兑漱亦妙。

妇人杂病

乳痈内吹外吹

乳房阳明所主，乳头厥阴所属。妇人不知调养，或为忿怒所逆，郁闷所遏，厚味所酿，致厥阴之气不行，阳明之热沸腾，儿口含乳而睡，热气掀吹，遂令结核。初起时揉软吮透自消，若稍忽必成痈肿。儿未生结核名内吹，儿生结核名外吹。法宜以青皮疏厥阴之滞，以石膏清阳明之热，以甘草节散瘀浊之血，以瓜蒌仁导凝滞之毒，或加银花、皂角刺、白芷、贝母、没药、花粉消肿软坚，随意加减可也。切不可妄用针刀，为害非轻。

肿痛用藠头捣碎，于滚茶罐上蒸温敷之。此法湘门屡试屡验。

紫薇花根六两，剉，分三次煎汤，用水酒兑服，三日连进全愈。

芷贝散　治乳痈内外吹。

白芷　贝母

肿痛，单用尖川贝碾末吹入两鼻内即止，此方如法吹之亦效。

一方　白芷三钱，川贝三钱，蒲公英二两，水煎服，神效。蒲公英得生者更美。

四丸汤

黄芪　当归　甘草　银花

外敷药

蒲公英　姜黄　白芷　赤芍　花粉　大黄　连翘各二钱

共研细末，用半酒半水茶调敷。

又方　用海金砂藤叶捣汁，体实者用米泔水兑服，虚者以滚水酒兑①服。若不愈，用尖叶树乌胞根煎服。

又方　用刺桐树根、犁头草、四叶草捣碎，用水酒炒热敷之，若红甚用烧酒，不拘红肿已溃未溃，俱可治之。

又方　用盐枫机根、刺桐树根、山蚂蝗根，水酒兑服，效。

此二方系湘门屡验，特表录之。

黄连胡粉膏　治乳疮并诸湿痒、黄烂肥疮。

黄连　水银　胡粉壳即蚌蛤

三味共为细末，敷。

又方　用生蒲公英二两，尖贝三钱，白芷五钱，同煎，水酒兑服神效，耀楚屡试屡验。

妒　乳

妇人新产，儿未能饮，致乳不泄，汁结在内，血气相抟，壮热大渴引饮，牢强掣痛，手不得近，名曰妒乳。初起以手捏去乳汁，或令他儿助吮自止。若久则作疮有脓，其热必盛成痈，宜服瓜蒌散。

---

① 兑：原作充，据抄本改。

瓜蒌散

瓜蒌一个，半生半炒　甘草一寸，半生半炙　生姜一块，半生半煨

酒煎服，少顷，痛不可忍，即捏去败乳，临卧再服。

一方　用榆白皮俗名蚊子楖，取根皮捣碎，和陈醋滓调服，日六七易，效。

乳　岩

脾气消阻，肝气横逆，结核如鳖，棋子大，不痛不痒，十数年遂成陷疮，名曰乳岩，以其形嵌凹似岩穴也。此疾多生忧郁积忿中年妇人，未破可治，成疮不治。初起宜用葱白、生半夏共捣烂，将棉花裹塞鼻，兼服青皮散。若虚弱，宜用益气养荣汤见汇方、十全大补汤见前。

青皮散

青皮　甘草

乳　悬

由此产后瘀血上攻，两乳伸长直过小腹，痛不可忍，此极危证，治宜服芎归汤见汇方数贴，再用一料烧烟安放病人面前桌子下，令病人将口鼻及病乳吸烟气。若不复旧，用蓖麻子捣烂贴病人顶上，片时自收，当即洗去。

单方　治乳痈溃烂见心者。

用猫儿腹下毛，煅存性，为末，合轻粉少许，青油调搽。

又方　治乳头破裂。

用丁香为末敷上，或用芙蓉花或叶为末，干搽。

悬乳症此证与乳悬更甚

从乳尖一血丝长流至地结一珠，痛不可忍，方用瓦一块，铺艾绒于瓦上，取干牛粪末置艾绒上，用白炭火烧红瓦，待药

出烟，从地就血丝薰至渐续至乳，久薰即脱，随用丝线将乳尖扎紧，勿令出血，其人即晕。先备抚芎八两煎浓汤，晕即灌服一大碗，随愈。此秘授方。

乳汁自出

产后乳汁自出，此是胃虚所致，宜服五味异功散即四君子加陈皮，见首卷调经类加黄芪、五味摄之。若乳多溢满，急痛，只用烘热温布熨上。妇人血气方盛，乳房作胀，或无儿食，要乳消者，方用麦芽二钱炒熟水煮服，或合四物汤方见汇方亦可。

阴　挺

妇人阴中长出如蛇，或数寸或一二尺，俗呼阴挺，乃七情郁火，湿热下注所致，宜服加味归脾汤。

归脾汤见首卷调经加丹皮、栀仁、柴胡、胆草。

阴挺外治方

金毛狗　五倍子　枯矾　鱼腥草　水杨柳　黄连

共为末，煎汤熏洗阴户三四次，长则脱断，无血出。

阴　菌

妇人阴门翻突如饼，俗呼阴菌，宜加味补中益气汤。

补中益气汤见上卷崩漏加丹皮、栀仁。

阴　肿

妇人阴门肿，即阴挺之类，但挺者虚，肿者多热，宜服加味逍遥散见上卷调经类。

阴肿外治方

陈枳壳剉片炒热，布包熨之，又用硫黄、藁本、荆芥、蛇床共为末，香油调搽，流水则干敹之。

一用桃仁烧研敷、食盐炒熨、诃黎勒和蜡烧熏、枸杞根水煎洗、五倍子研末敷，并交接后血出不止。

阴　痒

妇人阴痒难忍，必有阴虫，乃肝经湿热，内蕴郁火所致，宜服龙胆泻肝汤。

胆草　栀仁　黄芩　柴胡　生地　车前　泽泻　木通　白芍　当归

阴痒外治方

用桃仁研膏和雄黄末、轻粉涂猪肝，纳入阴中，以制其虫。

花椒、吴萸、蛇床、陈茶、炒盐，煎汤熏洗。

荆芥、牙皂、墙头腐草，煎汤熏洗；杜仲煎洗；桃仁烧烟熏；杏仁、桃叶捣烂敷及煎汤熏洗。

乌贼骨　主治妇人阴痔、阴蚀、阴疮。

又方　治阴痒突出，形如鸡冠，用臭椿树皮、荆芥穗、藿香叶煎汤熏洗，即痒止而入。

又方　用生葱头数个捣烂，煎鸡蛋二三个，作饼敷阴户，虫出而愈。

产后肠痒

产后肠痒，用针线袋密安席下，勿令人知。

阴户出血

妇人交接出血，此肝伤不能藏血，脾伤不能摄血也，宜服加味逍遥散见首卷调经类添肉桂，或归脾汤见首卷调经类、八味丸见汇方。

阴户病

有疼痛出黄臭水，用绵茧烧存性，研细敷之。

有肿如石撞则甚，用绵茧烧存性研细，用青鱼胆调敷。

茄　病

妇人阴门坠出，或红或白，状如茄子，名曰茄病。红属湿热，宜服白薇散；白属气虚，宜服四物吴萸汤或三茱丸。

白薇散

白薇　川芎　当归　熟地　白芍　苍术　泽兰　丹皮　凌[①]霄花

四物吴萸汤

吴萸　当归　人参　白术　熟地　川芎　陈皮　白芍　沉香　肉桂　甘草

白茄根引。

三茱丸

吴茱萸　家茱萸　山茱萸各一两

米糊为丸。

又方　用硫黄五分，海螵蛸二钱，研细，鸭蛋青调搽。

阴户粪门生寸白虫

阴户粪门生寸白虫，用蜂蜜和甘草末粘于纸上，安痒处，虫出于纸上即止。

产妇发狂

产妇发狂，用家麻梡洗净切片，浓煎汁服，热退狂止。

去鸡眼二方

去鸡眼，用乌梅肉捣融，入醋少许，加盐水调匀，贴上自消。

用地骨皮、红花研细敷之，虽成疮立愈。

---

① 凌：原作“灵”，据抄本改。

裹小脚二方

裹小脚，用皮硝、凤仙花子、石榴皮各五钱、茵陈四钱煎水洗，不可用手。

用白凤仙花、叶、根一并捣碎，煎汤频频洗之，骨自柔软，不受痛苦。若猴骨煎水洗，断不可用。

点　痣

用大糯草烧灰碗盛，开水泡，以布滤瀽水少许，风化石灰半羹，入水内搅起泡，以新笔涂泡汁点痣上，二三次即退去。

又方　取小鼠和石灰捣烂，量痣大小点之。

以上诸疾，男妇俱有，惟妇人更多，故特附录，便于兼治。

沿肛疮男妇俱有，患此最是恶疾

生于肛门外，合则如圂[①]蛋，开如劈蛋，黄白俱有，痛极难忍，至数日则头发脱落。此病湘门常用樟脑八分，明雄八分，儿茶五分，辰砂五分，连翘三分，花粉三分，黑砂一分，共研细，捣饭为丸，黄丹一分为衣，分三次开水下乱方。

治雀斑酒刺白屑风皮方

真菜豆粉八分，滑石、白芷各一两，白附子五钱，共研细末，每夜擦之。

又治雀斑，皂角、紫背浮萍、白梅肉共研细末，入水洗面，连擦数次即愈。

阴　吹

妇人胃气下泄，有阴吹病，宜猪膏煎乱发化服，病从小

---

① 圂（luán 孪）：《说文》："团圞，圆也。"

便出。

阴　寒

吴萸、川椒、丁香、蛇床并塞、硫黄煎洗。

阴　脱

半夏坐产，子肠先下，产后不收，碾末嗅鼻自止。

石灰炒，淬水洗。

升、柴、羌活水酒煎服。

枯白矾阴脱作痒，酒兑服，日三次。

阴癞硬如卵状

穿山甲炙，碾末，水酒煎服。

需用药性

黄杨木

人家多栽插之，枝叶攒簇上耸，叶似初生槐芽而青厚，不花不实，四时不凋。其性难长，俗说岁长一寸，遇闰则退，今试之，但闰不长耳。其性坚腻，作梳剜印最良，木重无火用水试之，沉则无火。凡取此木，必以阴晦夜无一星伐之则不裂。叶气味苦平无毒，主治妇人难产，入达生散中用；又主暑月生疖，捣烂涂之。出《纲目》时珍。

紫　荆

一名紫珠《拾遗》，皮名肉红《纲目》、内消皮色红而消肿，故疡科呼肉红，又曰内消，与首乌同名。苦平无毒，破宿血，下五淋。浓煮汁服，通小肠解诸毒物。疱疽喉痹，飞尸蛊毒肿下瘘，蛇虺虫蚕狂犬毒，并煮汁服，亦以汁洗疮肿，除血长肤，活血行气，消肿解毒。治妇人血气疼痛，经水凝涩，狂犬咬伤，紫荆皮末沙糖调涂，留口，退肿，口中仍嚼咽杏仁去毒；鼻中疳疮，取花阴干为末，贴之；发背初生，一切痈疽皆治，单用皮为末，酒调，箍住，自然撮小不开，内服柞木饮子，乃救贫良之剂；痈疽未成，取皮与白芷为末，酒调服，外用荆皮、木蜡、赤芍等分为末，酒调作箍药；痔疮肿痛，取皮五钱，新水食前并服。

柞　木

释名鑿子木此木坚硬，可为凿柄，故名，木皮苦平无毒。治黄疸病，烧末，水服方寸匕，三日①。治鼠瘘、难产，催生利窍。

鼠瘘，取皮五升，水一斗，煮汁二升服，当有宿肉出而愈。

妇人难产，催生柞木饮，不拘横生、倒产、胎死腹中，用此屡效。用大柞木枝一尺洗净，大木草五寸，并寸折，以新汲水三升半同新沙饼，内以纸三重紧封，文武火煎至一升半，待腰腹重痛欲坐草时温饮一小盏，便觉下开豁，如渴又饮一盏至三四盏，下重便生，更无诸苦。切不可坐草太早，及稳婆乱为也。

柞木饮　治诸般痈肿发背。用干柞木叶、干荷叶中心蒂、干萱草根、甘草节、地榆各四两，细剉，每用半两，水二碗煎一碗，早晚各一服。已成者其脓血自渐干涸，未成者自消散。忌一切饮食毒物。

黄荆子

能通利胃心气痛、疝气。凡治牙龈肿痛，用三五钱，研细

---

①　三日：诸本同，疑为“日三”。

末，煮豆腐或腈肉，服二三次全愈。又治妇人白带，退骨间热，用童便浸一宿，炒干。

松花即松树花

一名松黄。甘温无毒，润心肺，益气，除风，止血。亦可酿酒，拂取似蒲黄酒，服令轻身。花上黄粉，山人及时拂取作汤，点之甚佳。但不堪停久，故鲜用寄远。今人收黄和白沙糖印为饼膏，充果饼食之，且难久收。治产后壮热，头痛颊赤，口干唇焦，烦渴昏闷，用松花、蒲黄、当归、川芎、石膏等分为末，每服二钱，水二合，红花二捻，同煎七分，细呷。

校注后记

一、作者生平考

《秘珍济阴》三卷，清代周诒观撰。周诒观，湖南湘潭人，约生于乾隆十七年（1752），殁于道光末年。

周氏少习举子业，屡试不第，故弃儒从医，师从周于纶、陈树蕙，深得两师秘传，屡起沉疴，风行邑里，尤以妇科见长，名噪一方。并于近耋之年撰成《秘珍济阴》三卷，初刊于道光十年。

二、《秘珍济阳》主要内容与学术影响

《秘珍济阴》为妇产科专著，是周氏晚年在《达生编》等数十百家历代医经医法的基础上，参以其师周于纶、陈树蕙两家秘传，汰繁存要，并结合数十年临床心得纂集而成。全书三卷，卷一为调经、求嗣、胎前门，卷二论胎产病，卷三论产后病与妇科杂病，并附方歌及医案。其书博采众家，简括凝炼，辨证清晰，论治准确，所载方药多经历验，切合临床，故后人赞叹其书“能令阅者一目了然，询医家之圭臬，证治之准绳”。其辨治思路为后世经产诸证的辨治提供了较好的借鉴，兹择其要，谨述于后。

1. 调经之法，贵在应变

自古有成法无成病，临证如用兵，千变万化，错综复杂。故善诊者，贵在随机应变，运用灵活。周氏论治月经病，可谓善于变通，不拘一格，左右逢源，得心应手。月经不调病因病机复杂，临证表现各异，或不及期而经先行，或过期而经后行，或一月而经再行，或数月而经一行，或经闭不行，或崩，或漏，

故应随其症而施治。周氏在论治时一方面根据女子以血为本的特点，生理上有月事时行之常，病理上有盈亏之变，故治之之法或调其血亏使流通，或抑其血盈不使旷达。另又强调根据寒热虚实而随机应变，热则清之，冷则温之，虚则补之，滞则行之，滑则固之，陷则举之，对症施治，以平为期。如经水过月乃行之治，血虚者治以归脾汤健脾养血，痰阻者治以加减导痰汤祛痰理气，血热者治以知柏地黄汤养阴清热，血寒者治以理阴扶阳四物汤养血散寒。

2. 求嗣之法，在于调经

周氏认为，求嗣能否成功首先取决于男女身体健康与否，因此提出："乾道成男，坤道成女，乾坤以二气交感而生化万物，男女以二气交感而广其嗣源，此男女配匹厥系匪轻也。然必阳道乾健而不衰，阴癸应候而不愆，阴阳交畅，精血凝合而胎元易成。倘阳衰而不能下应乎阴，阴衰而不能上从乎阳，即欲有子而不可得。"可见，夫妇身体健康是求嗣的前提条件。

同时，周氏还认为，妇人经水正常与否又是能否有子的关键因素。因此，周氏9首种（育）子方药皆以调经为先。如肥盛妇人，躯脂溢满，闭塞子宫，致经水不调，不能成胎，宜行痰燥湿，用苍莎导痰汤；妇人瘦怯性急，子宫干涩无血，不能摄受精气，致经水不调，不能成胎，宜滋阴地黄汤；妇人下元虚，不能聚血受精，宜补虚涩脱，宜用乌鸡丸及内金鹿茸丸。由此可见，周氏的求嗣之法，即是调经之法。

此外，周氏还在书中对夫妇交合禁忌做了详细的交代，如凡立春、春分、立夏、夏至、立秋、秋分、立冬、冬至，系天狗日，若嫁娶及交合，主无嗣。如立春、立夏、立秋、立冬各前一日为四绝，春分、夏至、秋分、冬至各前一日为四离，此八日夜若交合，虽妊多不育。此说虽不完全可信，但有一定的参考意义。

3. 妊娠用药，安胎为先

周氏诊治妊娠病，博采众长，并有所创新。认为胎气不安，必有所因，或虚或实，或寒或热，皆能为胎气之病，去其所病，便是安胎之法，因此主张妊娠期疗病以安胎为要，强调“凡妊娠感冒、杂症总以安胎为主，其余从末治之，一切犯胎药禁用”。

如妊娠伤寒，强调以清热和胎为主，各随六经所见之症治之，不可与常病同治，宜以四味紫苏饮为主。病在太阳经者，四味紫苏饮加羌活、防风、川芎；病在少阳经者，四味紫苏饮加柴胡、枳壳、桔梗、杏仁；病在阳明经者，四味紫苏饮加干葛、白芷；病在足少阴肾经者，四味紫苏饮加独活、熟地、细辛；病在足厥阴肝经者，四味紫苏饮加当归、吴萸、细辛、羌活。

如妊娠漏胎，因气虚下陷用补中益气汤升阳举陷，因脾虚用归脾汤健脾，因暴怒用加味逍遥散理气疏肝解郁，因冲任虚寒用胶艾四物汤温补冲任。

他如妊娠恶阻、妊娠中风、妊娠咳嗽、妊娠疟疾、妊娠痢症、妊娠子痫、妊娠子烦等20多种杂症，必有所因，去病即可以安胎。

另，周氏吸取《达生编》内容，在下卷中对正常妊娠之保胎、饮食、劳逸等方面提出了许多宝贵的经验，如论“保胎以绝欲为第一，其次亦宜节欲。盖欲寡则心清，胎气静逸，不特胎安且易生育，少病而多寿。安胎又宜小劳为妙，试看乡间农妇仆婢下人，堕胎甚少，以劳故也。盖劳则气血流通，筋骨坚固，胎在腹中习以为常，以后虽有些微闪挫，不至坏事。倘安逸不动，则筋目柔脆，气血不行，略有闪挫，随至随落。然非胎后方劳，正谓平日不宜安逸耳。若平日安逸，及孕后方劳，适足损胎，何筋骨坚强之有耶”？以上经验论述，对日常生活中的保胎、安胎有重要的指导作用。

4. 产妇临产，顺其自然

周氏认为分娩乃生理现象，必须听其自然，勿使惊慌，直待瓜熟蒂落，自然易生。尤其推崇《达生编》的六字真言：一曰睡，二曰忍痛，三曰慢临盆。要求产母自己拿稳主意，不必惊慌，充分认识到此是人生必然之理，极容易之事。初觉腹痛，要忍痛为主，照常吃饭睡觉，养精惜力以待临时用之。若腹疼一阵紧似一阵，一连五六阵，渐疼渐紧，此是要生。无论迟早，切不可轻易临盆过早，以致误事；待瓜熟蒂落，气血两分，浑身骨节一时俱开，则产子无所勉强也。因此，瓜熟蒂落，顺其自然，是产妇临产之正理。

对于临产饮食，周氏认为，产妇由于诸多因素而“口中失味”，因此全要好饮食调理，但不宜过于肥腻。可将鸡、鸭、肉汤去油澄清，频频饮之，已达壮助精神目的。

5. 产后诸证，审因论治

产后气血俱去，津液损伤，且易兼感他邪，变生诸证。或兼热邪，或兼寒邪，或兼瘀血；或饮食停滞，或大便秘结；其性或虚，或实，或虚实夹杂。故而周氏论治产后诸症，注重审证求因，审因论治，并注意参合各家之论，结合个人临证经验而施治，因此辨证清晰，论治详明。

如产后血晕其原因有二，因气血虚弱者则用铁秤锤烧红淬醋中，对准产妇鼻孔熏之，并内服清魂散养血理血；因恶露未尽，瘀血内停者，则用黑神散养血活血祛瘀。

如产后咳嗽，因产后气虚兼感风寒所致者，则用加减参苏饮补气扶正，解表散寒；因恶露上攻，流入肺经致咳者，则服苏杏汤理气活血止咳。

三、版本源流考证与本次校注版本选择

对《秘珍济阴》进行校注整理，惟有建立在可靠的版本基础上。因此，厘清《秘珍济阴》版本的来龙去脉和传本关系是本项目研究必须解决的首要问题。据统计，现存《秘珍济阴》版本馆藏情况如下。

1. 两西堂本

即清道光十年（1830）两西堂刻本，馆藏中国中医科学院图书馆，共三卷。该本为初刻本，封面刻有“道光十年岁次庚寅，周湘门氏敬梓，秘珍济阴，妇科纲目，板藏两西堂”。首卷有序、叙，且在序文版心依次刻有陶序、张序、自序。每卷均有目录，目录版心刻有目录序号。正文版心刻有“秘珍济阴”及章节名称、页码、卷次。该本刊刻清晰，错误较少，版面完整，保存完好，故作为本次校注整理的底本。

2. 来阳本

即来阳云霓善书通刊所石印本，馆藏天津中医药大学图书馆，共三卷六册。首卷有叙、序，序文版缘依次刻有张序、陶序、自序。每卷均有目录，目录版缘刻有目录序号。正文版缘刻有“秘珍济阴”及章节名称、页码、卷次。该本无具体刊刻时间，但我们可以从以下两点推测其刊刻时间应该晚于两西堂刻本：1830 年两西堂刻本为《秘珍济阴》的初刻本，此其一；石印平版印刷术虽有二百多年历史，但其传入中国最早见于 1834 年在广州由外国人所张贴的石印品布告，此其二。该本为本次校注整理的主校本。

3. 抄本

即《秘珍济阴》抄本，馆藏中国中医科学院图书馆，共三卷。该本抄录时间不详，但经整理者与两酉堂本、来阳本对比考证，可以确认此抄本乃以两酉堂本为蓝本抄录而成，具有较重要的参考意义。该本为本次校注整理的参校本。

总书目

医经

内经博议
内经精要
医经津渡
灵枢提要
素问提要
素灵微蕴
难经直解
内经评文灵枢
内经评文素问
内经素问校证
灵素节要浅注
素问灵枢类纂约注
清儒《内经》校记五种
勿听子俗解八十一难经
黄帝内经素问详注直讲全集

基础理论

运气商
运气易览
医学寻源
医学阶梯
医学辨正
病机纂要
脏腑性鉴
校注病机赋
松菊堂医学溯源
脏腑证治图说人镜经
内经运气病释
藏腑图书症治要言合璧
淑景堂改订注释寒热温平药性赋

伤寒金匮

伤寒考
伤寒大白
伤寒分经
伤寒正宗
伤寒寻源
伤寒折衷
伤寒经注
伤寒指归
伤寒指掌
伤寒点精
伤寒选录
伤寒绪论
伤寒源流
伤寒撮要
伤寒缵论
医宗承启
伤寒正医录
伤寒全生集
伤寒论证辨
伤寒论纲目

伤寒论直解
伤寒论类方
伤寒论特解
伤寒论集注（徐赤）
伤寒论集注（熊寿诚）
伤寒微旨论
伤寒溯源集
伤寒启蒙集稿
伤寒尚论辨似
伤寒兼证析义
张卿子伤寒论
金匮要略正义
金匮要略直解
高注金匮要略
伤寒论大方图解
伤寒论辨证广注
伤寒活人指掌图
张仲景金匮要略
伤寒六书纂要辨疑
伤寒六经辨证治法
伤寒类书活人总括
订正仲景伤寒论释义
伤寒活人指掌补注辨疑

诊　　法

脉微
玉函经
外诊法
舌鉴辨正
医学辑要
脉义简摩
脉诀汇辨
脉学辑要
脉经直指
脉理正义
脉理存真
脉理宗经
脉镜须知
察病指南
四诊脉鉴大全
删注脉诀规正
图注脉诀辨真
脉诀刊误集解
重订诊家直诀
人元脉影归指图说
脉诀指掌病式图说
脉学注释汇参证治
紫虚崔真人脉诀秘旨

针灸推拿

针灸全生
针灸逢源
备急灸法
神灸经纶
推拿广意
传悟灵济录
小儿推拿秘诀
太乙神针心法
针灸素难要旨
杨敬斋针灸全书

本　草

药征
药鉴
药镜
本草汇
本草便
法古录
食品集
上医本草
山居本草
长沙药解
本经经释
本经疏证
本草分经
本草正义
本草汇笺
本草汇纂
本草发明
本草发挥
本草约言
本草求原
本草明览
本草详节
本草洞诠
本草真诠
本草通玄
本草集要
本草辑要
本草纂要
识病捷法
药征续编
药性提要
药性纂要
药品化义
药理近考
炮炙全书
食物本草
见心斋药录
分类草药性
本经序疏要
本经续疏证
本草经解要
分部本草妙用
本草二十四品
本草经疏辑要
本草乘雅半偈
生草药性备要
芷园臆草题药
明刻食鉴本草
类经证治本草
神农本草经赞
艺林汇考饮食篇
本草纲目易知录
汤液本草经雅正
神农本草经会通
神农本草经校注
分类主治药性主治
新刊药性要略大全

鼎刻京板太医院校正分类青囊药性赋

方　书

医便

卫生编

袖珍方

内外验方

仁术便览

古方汇精

圣济总录

众妙仙方

李氏医鉴

医方丛话

医方约说

医方便览

乾坤生意

悬袖便方

救急易方

程氏释方

集古良方

摄生总论

辨症良方

卫生家宝方

寿世简便集

医方大成论

医方考绳愆

鸡峰普济方

饲鹤亭集方

临证经验方

思济堂方书

济世碎金方

揣摩有得集

亟斋急应奇方

乾坤生意秘韫

简易普济良方

名方类证医书大全

南北经验医方大成

新刊京本活人心法

临证综合

医级

医悟

丹台玉案

玉机辨症

古今医诗

本草权度

弄丸心法

医林绳墨

医学碎金

医学粹精

医宗备要

医宗宝镜

医宗撮精

医经小学

医垒元戎

医家四要

证治要义

松厓医径

济众新编

扁鹊心书

素仙简要

慎斋遗书

丹溪心法附余

方氏脉症正宗

世医通变要法

医林绳墨大全

医林纂要探源

普济内外全书

医方一盘珠全集

医林口谱六法秘书

温　　病

伤暑论

温证指归

瘟疫发源

医寄伏阴论

温热论笺正

温热病指南集

瘟疫条辨摘要

内　　科

医镜

内科摘录

证因通考

解围元薮

燥气总论

医法征验录

医略十三篇

琅嬛青囊要

医林类证集要

林氏活人录汇编

罗太无口授三法

芷园素社痎疟论疏

女　　科

广生编

仁寿镜

树蕙编

女科指掌

女科撮要

广嗣全诀

广嗣要语

广嗣须知

宁坤秘籍

孕育玄机

妇科玉尺

妇科百辨

妇科良方

妇科备考

妇科宝案

妇科指归

求嗣指源

茅氏女科

坤元是保

坤中之要

祈嗣真诠

种子心法

济阴近编

济阴宝筏

秘传女科

秘珍济阴

女科万金方

彤园妇人科

女科百效全书

叶氏女科证治

妇科秘兰全书

宋氏女科撮要

节斋公胎产医案

秘传内府经验女科

儿　　科

婴儿论

幼科折衷

幼科指归

全幼心鉴

保婴全方

保婴撮要

活幼口议

活幼心书

小儿病源方论

幼科百效全书

幼科医学指南

活幼心法大全

补要袖珍小儿方论

外　　科

大河外科

外科真诠

枕藏外科

外科明隐集

外科集验方

外证医案汇编

外科百效全书

外科活人定本

外科秘授著要

疮疡经验全书

外科心法真验指掌

片石居疡科治法辑要

伤　　科

正骨范

伤科方书

接骨全书

跌打大全

全身骨图考正

眼　　科

目经大成

目科捷径

眼科启明

眼科要旨

眼科阐微

眼科集成

眼科纂要

银海指南

明目神验方

银海精微补

医理折衷目科

证治准绳眼科

鸿飞集论眼科

眼科开光易简秘本

眼科正宗原机启微

咽喉口齿

咽喉论

咽喉秘集

喉科心法

喉科杓指

喉科枕秘

喉科秘钥

咽喉经验秘传

养　　生

易筋经

山居四要

寿世新编

厚生训纂

修龄要指

香奁润色

养生四要

养生类纂

神仙服饵

尊生要旨

黄庭内景五脏六腑补泻图

医案医话医论

纪恩录

胃气论

北行日记

李翁医记

两都医案

医案梦记

医源经旨

沈氏医案

易氏医按

高氏医案

温氏医案

鲁峰医案

赖氏脉案

瞻山医案

旧德堂医案

医论三十篇

医学穷源集

吴门治验录

沈芊绿医案

诊余举隅录

得心集医案

程原仲医案

心太平轩医案

东皋草堂医案

冰壑老人医案

芷园臆草存案

陆氏三世医验

罗谦甫治验案

周慎斋医案稿

临证医案笔记

丁授堂先生医案

张梦庐先生医案

养性轩临证医案

养新堂医论读本

祝茹穹先生医印

谦益斋外科医案

太医局诸科程文格

古今医家经论汇编

莲斋医意立斋案疏

医 史

医学读书志

医学读书附志

综 合

元汇医镜

平法寓言

寿芝医略

寿身小补

杏苑生春

医林正印

医法青篇

医学五则

医学汇函

医学集成

医学辩害

医经允中

医钞类编

证治合参

宝命真诠

活人心法

家藏蒙筌

心印绀珠经

雪潭居医约

嵩厓尊生书

医书汇参辑成

罗氏会约医镜

罗浩医书二种

景岳全书发挥

新刊医学集成

胡文焕医书三种

铁如意轩医书四种

脉药联珠药性食物考

汉阳叶舟丛刻医集二种